读客® 家庭健康必备书

实用，有效，安全

夫源病

老婆的病

90%都是被老公气出来的

夫源病专家 医学教授
[日]石藏文信 著
いしくら・ふみのぶ
曹逸冰 译

廣東省出版集團
广东科技出版社
·广州·

图书在版编目（CIP）数据

夫源病：老婆的病，90% 都是被老公气出来的 /（日）石藏文信著；曹逸冰译. —广州：广东科技出版社，2014.7

ISBN 978-7-5359-5863-1

Ⅰ.①夫… Ⅱ.①石… ②曹… Ⅲ.①夫妻生活—家庭关系 ②女性—心理健康—健康教育 Ⅳ.① C913.13 ② R173

中国版本图书馆 CIP 数据核字（2014）第 056127 号

TSUMA NO BYOKI NO 9 WARI WA OTTO GA TSUKURU by Fuminobu Ishikura

Original Japanese edition published by Makino Shuppan Co., Ltd., Tokyo.

This Simplified Chinese language edition is published by arrangement with Makino Shuppan Co., Ltd., Tokyo in care of Tuttle-Mori Agency, Inc., Tokyo through Beijing GW Culture Communications Co., Ltd., Beijing.

广东省版权局著作权合同登记　图字：19-2014-047

夫源病：老婆的病，90% 都是被老公气出来的
Fuyuanbing : Laopo De Bing , 90% Doushi Bei Laogong Qichulai De

责任编辑：黎青青
特约编辑：读客黄思懿　读客吴涛
封面设计：读客张碧君
责任校对：蒋鸣亚
责任印制：罗华之
出版发行：广东科技出版社
（广州市环市东路水荫路 11 号　邮政编码：510075）
http: //www.gdstp.com.cn
E-mail: gdkjyxb@gdstp.com.cn（营销中心）
E-mail: gdkjzbb@gdstp.com.cn（总编办）
经　销：广东新华发行集团股份有限公司
印　刷：北京盛兰兄弟印刷装订有限公司
（北京市大兴区黄村镇西芦城黄鹅路西　邮政编码：102612）
规　格：890mm × 1270mm　1/32　印张 6.25　字数 160 千
版　次：2014 年 7 月第 1 版
2014 年 7 月第 1 次印刷
定　价：29.90 元

如有印刷、装订质量问题，请致电 010-85866447（免费更换，邮寄到付）

出版说明

当今社会的离婚率居高不下，夫妻冷战和吵架的情况屡见不鲜，不顺心的婚姻生活总会让广大女性朋友感到烦躁和焦虑。如果这样的心理状态一直持续，健康势必受到影响。女性朋友们一定不会料到，头痛、头晕、耳鸣、高血压、抑郁、失眠的根源竟在最亲密的枕边人身上!

日本著名医学教授石藏文信从丰富的临床经验中归纳得出结论，老婆的病，90%都是被老公气出来的，这种“来源于丈夫的病”简称“夫源病”。

夫源病的初期症状较轻微，普通的检查难以确诊，甚至会被误诊为更年期综合征。本书作者为你提供丰富的夫源病案例，女性朋友可以对照着做些简单的自查，看自己是否也已经患上了夫源病。作者还指出，要治好夫源病其实并不难，通过一些简单的沟通技巧就能让老公改变自己的言行举止，不再做出令你伤心的事。俗话说，家和万事兴，夫妻两人的关系和睦了，两人的健康状况会同时出现质的飞跃，这也将有利于家庭生活的和谐稳定。

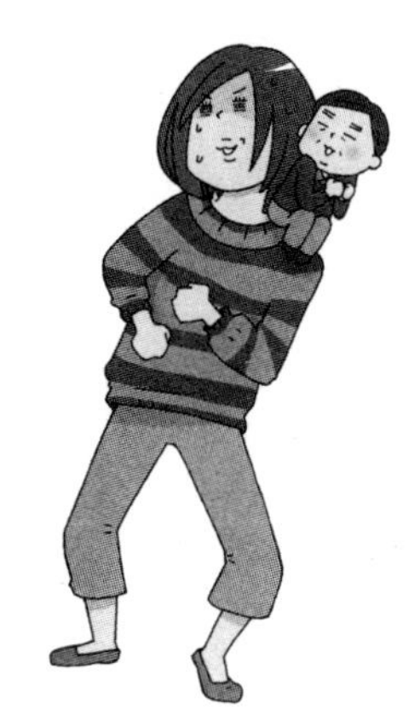

目　录

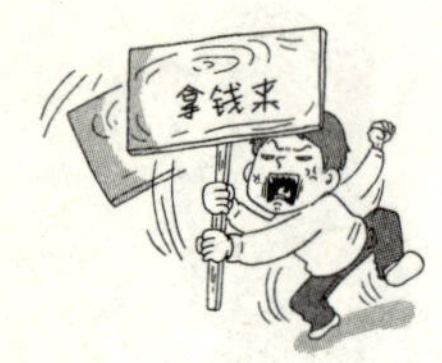
拿钱来

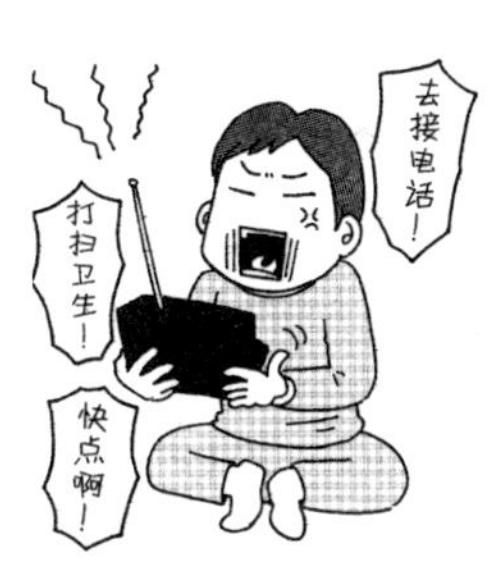

去接电话！
打扫卫生！
快点啊！

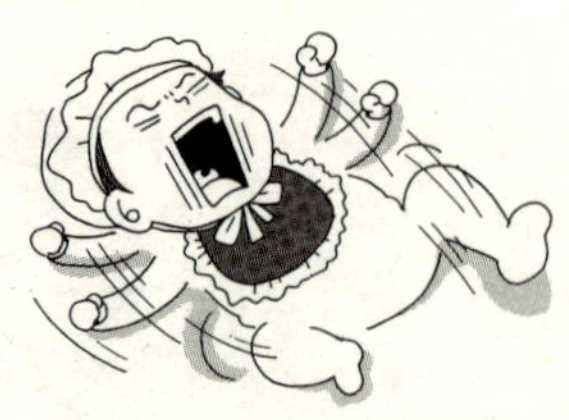

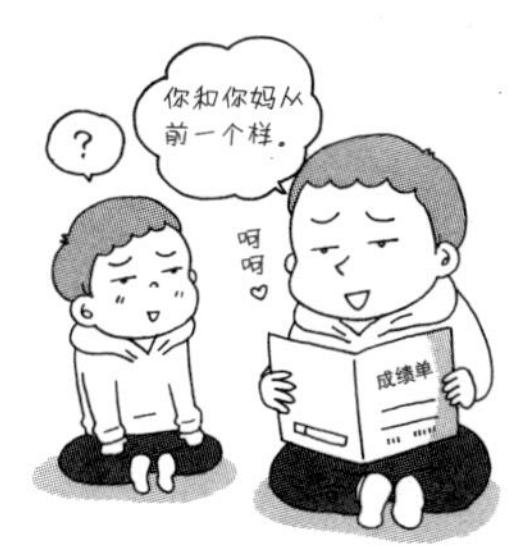
?
你和你妈从
前一个样。
呵
呵
成绩单

第八章　立竿见影的夫源病治疗法

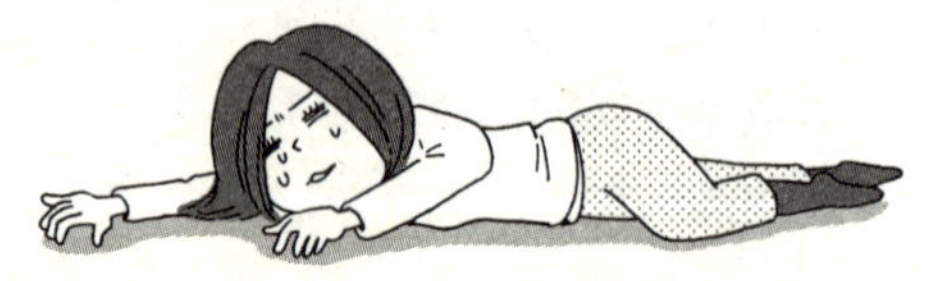

序

本书的名字听上去虽然吓人，但我认为，这种说法其实一点儿都不夸张。

近年的研究结果显示，压力与各种疾病的发生有着千丝万缕的关系，它是抑郁症（女性患病率高达20%）等心理疾病的重要诱因。**对已婚女性而言，丈夫说话不知轻重，不懂得体谅妻子，就是最可怕的压力源，这会给女性身体和心理带来种种不适。**

2001年春，我在大阪市内的医院开设了男性更年期门诊，至今已接待了600余名患者。我在治疗男性中老年病人的过程中发现了上面提到的问题。

男性更年期的各种不适与心理因素有很大的关系。为了更深入地了解患者的病情，并向患者提供更细致的治疗意见，我总会要求患者带上太太一同就诊。

渐渐地，我发现浑身不适的不仅限于男性患者本人，他们的妻子竟也在为各种不适所苦，表现为头痛、头晕、耳鸣、心悸、胃痛、失眠、心情低落等。许多医生认为，40～69岁的女性常出现的这类原因不明的身体不适属于更年期综合征的表现。问题是，某些病人按这样的诊断医治了好多年，症状却丝毫没有好转；还有一些病人则一直没查出病因，只能隔三岔五地跑医院。

要治好丈夫的病，少不了妻子的积极配合。所以，我会在治疗丈夫们的同时倾听妻子们的烦恼，为她们排忧解难。

一问诊，我竟发现，妻子们的头疼脑热，其实都来源于夫妻关系所造成的压力。于是，我就会让她们好好抱怨一下自己的丈夫，并帮助她们增进和丈夫的交流与沟通。如此一来，许多女性朋友的健康状况竟发生了惊人的改观，很多毛病都去无踪了。

在为女性病人们治疗的过程中，我得出了一个结论：**某些女性的不适，并非由普通的更年期综合征引起，而是丈夫搞的鬼**。有些丈夫说话不知轻重，搞得妻子们倍感烦躁，诱发了更年期综合征，或是加重了更年期的症状。

我将此类症状命名为“夫源病”，并于2011年出版了一本有关此病的书《夫源病——是谁把我整成这样的》，提出“妻子们的疾病因丈夫而起”的主张。这一主张备受媒体的关注，也引起了全社会的巨大反响。

团块世代[1]的中老年女性与正在养育子女的年轻妻子们直呼："我得的就是夫源病！"这也让我痛感，丈夫们确实给妻子们造成了巨大的压力。

本书是我出版的第二本以夫源病为主题的著作，它的内容比第一本更加丰富。我收集了各种真实的病例，定能帮助大家体会丈夫什么样的行为会让妻子倍感烦躁。当然，书中也有许多有助于预防和改善夫源病症状的简单方法与生活小建议。

仔细回想一下，您的丈夫在日常生活中有没有下列倾向？

- 把"你吃我的穿我的"挂在嘴边
- 在您发高烧卧病在床的时候还追问"饭呢？"
- 孩子一有问题就说"都是你的错"
- 您在讲述今天发生的事，他却心不在焉
- 自己夜夜笙歌，却不许您出去放松放松
- 婆婆指手画脚，他却袖手旁观
- 一退休就成天缠着您

其实，许多让妻子倍感压力、浑身不适的丈夫，都没有

[1] 专指日本在1947～1949年出生的一代人，是"二战"后日本出现的第一次婴儿潮人口。

意识到自己做了错事，这才是夫源病的可怕之处。

本书的目的之一，是提醒那些尝试了多种治疗方法，健康状况却迟迟没有改善的女性朋友：也许您的病因，正是您的丈夫。

但我的目的不只是这样。我也想通过本书向丈夫们敲响警钟，让丈夫们意识到自己的错误，好好反省一番：您作为丈夫的无心之举，也许会重伤妻子的心。希望丈夫们能仔细阅读本书中收录的妻子们的心声，并告诉自己：我的妻子兴许也是这么想的。有则改之，无则加勉。

夫源病，并非百害而无一利。我们可以将它看成改善夫妻关系、重新构筑零压力关系的良机。有些夫妻原本非常和睦，可孩子自立门户或丈夫退休，使得夫妻俩的生活方式发生了变化，两人的关系每况愈下，妻子才会患上夫源病。

我衷心地希望本书能成为夫妻相处的润滑剂，也希望每对夫妻都能尊重对方的生活节奏，执子之手，与子偕老。

第一章

老婆的病，90%都是被老公气出来的

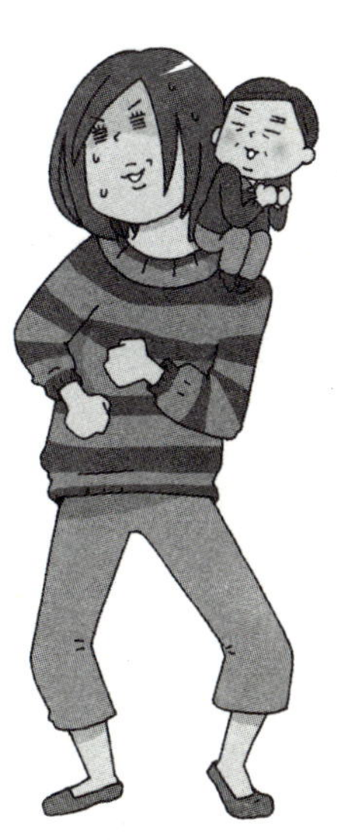

老公的无心之举会伤害妻子的身心

所谓夫源病，顾名思义，就是“来源于丈夫（原因是丈夫）的疾病”。

妻子一旦对丈夫举手投足产生不满，自己也会倍感压力，身心健康出现问题，表现出头晕、心悸、头痛、失眠等症状。单看症状，还挺像是40～69岁的中老年妇女极易患上的更年期综合征。

其实“夫源病”一词是我生造出来的，并非医学上的专有名词。我在男性更年期门诊给中老年夫妇做治疗时发现了这种现象。那么，夫源病到底是什么样的一种病呢？我先给大家介绍一个非常典型的案例吧。

A女士（50岁）与丈夫结婚25年了。她的丈夫是个体户，从事建筑类工作，由于经济不景气，工作量逐年减少。渐渐地，丈夫每周都会有两三天待在家里无所事事。没事可干的丈夫总会盯着A女士，无论她干什么，都要评头论足一番。

A女士想出门，他就会问“你要去哪儿”“为什么不准备好午饭再走”之类的。家里稍微有些乱，他就会发牢骚：“你成天在家，为什么还是收拾不干净啊？”因为事业不顺，他总是难以入睡，而失眠加剧了他的烦躁，于是他就只能把火撒在妻子身上了。这时，见丈夫心情不好的A女士就会小心翼翼，生怕惹到了他。谁知过了一阵子，连A女士都开始失眠了。

不久后，A女士的身体还出现了其他问题，总是突然感到剧痛，心悸、头晕更是频频来袭。

她去医院做过检查，却没查出个所以然来，医生只是告诉她，她得的大概是更年期综合征，还给她开了激素类药物与中药。就这样，她跑了好几家医院，尝试了各种药物，可症状非但丝毫没有好转的迹象，反而愈演愈烈。丈夫没外出工作，待在家里的时候，她更是从早到晚胃痛不止。一听到丈夫的牢骚，她便会心悸，浑身不舒服。

后来，A女士就陪着丈夫来到了我的男性更年期门诊。直觉告诉我，她的各种不适肯定是夫妻关系的压力造成的。成天在家的丈夫总会为鸡毛蒜皮的小事发火，还对妻子干家务的方法指手画脚，唠叨个不停。这种行为对A女士造成了巨大的压力，她才会产生各种不适。

检查后发现，A女士的丈夫有些抑郁症的症状。我一方面为他进行治疗，一方面开导A女士。在我的帮助下，A女士的疼痛、心悸与头晕等症状很快消失了。

“两面派丈夫”最容易让妻子生病

A女士这样的例子不胜枚举。在为这些病人治疗的过程中，我得出了一个结论：中年妇女的头痛、头晕、心悸、气喘、失眠、抑郁感（也就是通常被诊断为更年期综合征的症状）等身体不适出现的原因，很可能在丈夫身上。

我猜测，是丈夫们的无心之举，让妻子们感觉压力巨大，进而诱发或加剧了以上症状。

不过，不只是A女士这样的更年期女性才会得夫源病，30～49岁的年轻人与55～69岁的女性也会为这些症状所苦。**换言之，所有的已婚女性都有可能患上夫源病。**

在治疗患者的过程中，我发现某几种类型的丈夫特别容易让妻子生病。我将他们的特征总结在了第12页的“夫源病危险度检查表”中。请大家检查一下，您的丈夫占了几条？

那么，容易使妻子患上夫源病的丈夫究竟是什么样的呢？且听我慢慢道来。最容易成为妻子压力源的丈夫，莫过于在外头做足了表面的“两面派丈夫”。**出门在外时态度和善，一回家就绷着个脸**的丈夫们总觉得“我没必要对家人也小心翼翼”“都是老夫老妻了，不用什么话都说出来”，但妻子们可不这么认为。要是丈夫回到家连话都不肯和妻子说，也不会为她着想，她可不得心烦意乱吗？

甩手掌柜固然不好，可从某种角度看，过分参与家务与育儿工作的好丈夫也有问题。要是丈夫连干家务的方法和细节都要管，那也会把妻子搞得非常烦躁。

妻子出门时总是跟着，或是自己出门时硬要带妻子一起走的丈夫也挺烦人的。这种类型的丈夫退休在家，整天无所事事，总喜欢黏着妻子，妻子走到哪儿，他就跟到哪儿。可妻子一直是一个人过的，有自己的生活节奏，被丈夫这么黏着，自是烦不胜烦。

某些丈夫觉得自己努力工作养家特别了不起，跟家里人说话的时候总是高高在上、不可一世。这种丈夫也是我们的重点关注对象。因为他们不太会将妻子的烦恼与不适放在心上。

夫源病危险度检查表

请根据丈夫的具体情况打√。

- □ 在人前态度和蔼，一回家就绷着个脸
- □ 说话态度高高在上
- □ 从来不干家务，却总是对妻子指手画脚
- □ 自以为赚钱养家的是他，觉得自己很了不起
- □ 几乎从不向自己妻子说“谢谢”“对不起”
- □ 经常检查妻子的一举一动与妻子的日程安排
- □ 没有和工作无关的朋友，也没有兴趣爱好
- □ 不喜欢妻子独自外出
- □ 喜欢炫耀自己在家会干家务、会带孩子，自称“好老公”
- □ 一握方向盘就性情大变

√少于4个——安全

目前不用担心自己会患上夫源病。可以通过偶尔的吵架来缓解压力。

√5～7个——夫源病预备军

长此以往，对丈夫的不满就会积少成多，可能患上夫源病。必须想办法改变丈夫的观念。

√8个以上——典型的夫源病患者

丈夫这个人就是你的压力源，也许你已经出现了身心的不适。必须立刻采取对策。

大家是否遇见过一握方向盘就性情大变的人？这种类型的丈夫平时温和老实，但他们一直在压抑自己的攻击性与暴力性。工作压力一大，他们就会对家人撒气，甚至暴力相向。

而那些从来不说“谢谢”和“对不起”的丈夫也很要命。他们也许会在心里道谢或道歉，可要是丈夫不把这些话说出来，妻子就不知道他们心里是怎么想的。感觉不到丈夫的关爱，妻子当然会烦躁不已。

我认为，夫源病的最大诱因，就是丈夫不觉得妻子是和自己平起平坐的人，以及夫妻双方缺乏沟通。

综上所述，要治好夫源病，首先要改变丈夫的观念。丈夫应当尊重自己的妻子，不要目中无人，也不要过度依赖妻子。与此同时，夫妻双方也要积极沟通。这两点正是治疗夫源病的关键，也是预防夫源病的最佳方法。

想当贤妻良母的女性易患夫源病

我在上一节中介绍了几种容易让妻子患夫源病的丈夫。接下来，让我们再来看看哪些妻子比较容易得夫源病吧。有下列特征的女性朋友，请一定多加小心。

- 忍气吞声，从不抱怨
- 做事认真负责，从不在工作和家务上偷懒
- 不擅长表达自己的感情，不敢在人前流泪发怒
- 不擅长跟他人提意见，就算别人提无理要求，也不敢反驳
- 对自己严格要求，力争成为贤妻良母
- 要面子
- 纠结细节，容易钻牛角尖

有这些特征的人特别容易被压力逼得喘不过气来。贤妻良母们总会暗示自己："忍字头上一把刀""当妻子的，就该听丈夫的话"。她们会压制自己对丈夫的不满，不知不觉，心中的压力便会积少成多。

对自己严格要求、力争成为贤妻良母的人，也会特别希望自己的丈夫当一个好老公，更会要求自己的孩子当一个好孩子。要是丈夫与孩子无法达到她们的要求，她们便会产生无穷无尽的压力。

现代社会，压力无处不在，时刻扮演贤妻良母绝非易事。见妻子乖巧听话，丈夫便会以为"我稍微过分一点，她也会原谅我的"，于是他们便会得寸进尺，变本加厉。而与所谓的贤妻良母相反，有些妻子就很善于表达自己的意见与感情，碰到不开心的事情，她们会发火，而不会把怒火憋在心里。虽然她们常会和丈夫吵起来，让人看着心惊胆战，但吵架正是释放压力的好方法。这样的人反倒不容易得夫源病。所以，女性朋友们有时也需要河东狮吼、装疯卖傻一下，让丈夫和孩子们有点紧迫感与危机感。

我在2011年出版的著作中提出了夫源病这一概念。书一开卖，电视节目与杂志便争相进行了报道，社会反响极其热烈。之后我又上了一档电视节目，介绍了夫源病的发病现状。节目播出后，电视台竟收到了1500余封电子邮件与传真。女性观众们纷纷表示："我也得了夫源病！""只要我丈夫在家，我就胃痛头痛，浑身不舒服！"应广大观众的强烈要求，电视台又连做了两期夫源病的特别节目。

为什么妻子们的反响会如此热烈呢？我认为原因有二。第一是许多女性朋友被诊断为更年期综合征，吃了许多药却不见好。第二是对丈夫心存不满、成天烦躁不已的妻子大有人在，她们隐约察觉到"我的身体这么不舒服，也许全要怪老公"。就在这时，我提出了夫源病这个概念，妻子们自会有醍醐灌顶之感："没错，我得的就是夫源病！"

96%的妻子对丈夫心存不满，83%的妻子有过离婚的念头

那么，妻子们对丈夫们到底有多不满呢？什么样的行为会让妻子感觉到压力，进而出现夫源病症状呢？

为了解妻子们的心声，我在某健康杂志的帮助下，于2012年7月与10月开展了两次问卷调查。调查对象为该杂志的手机报会员。第一次问卷调查有624人参加，第二次有593人参加。受访者均为已婚女性，平均年龄为46.4岁，平均婚龄为18.9年。

我把那两次问卷调查的情况定义为一场汇集不满与烦躁的狂风暴雨。

“对丈夫心存不满”的妻子竟高达96%。就算那些对丈夫很满意的人不会来参加这次调查，这个比例也未免有些过高。

更令人吃惊的是，有三成的妻子表示，她们在婚前或是婚后1年内“开始讨厌丈夫”，加上“婚后5年内开始讨厌丈

夫”的妻子，这个比例就过半了。

而且，不时考虑离婚的妻子竟有八成之多，而**回答“能保证抚恤金我就离婚”的妻子也有六成**。最让丈夫们不寒而栗的是，“盼着丈夫早点死”的妻子竟高达54.6%。

在问卷中表示“下辈子还要嫁给现在的丈夫”的妻子不过4.2%。要是她们的丈夫知道她们表面平静，却一心盼着老公早点死去，怕是会吃惊和心凉吧。

妻子对丈夫的不满程度调查之一

■ 您对您的丈夫满意吗？

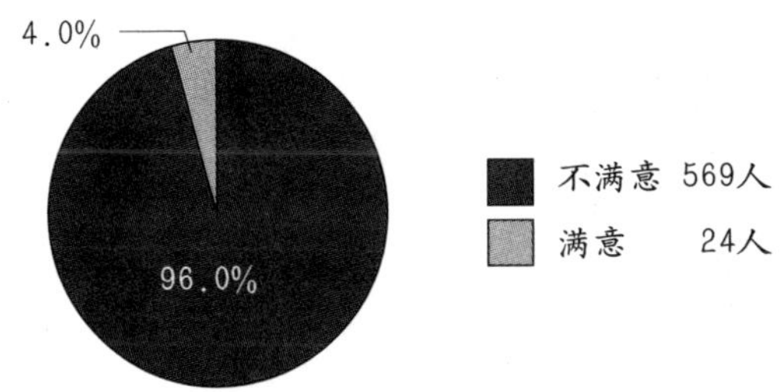

■ 您从什么时候开始讨厌您的丈夫？

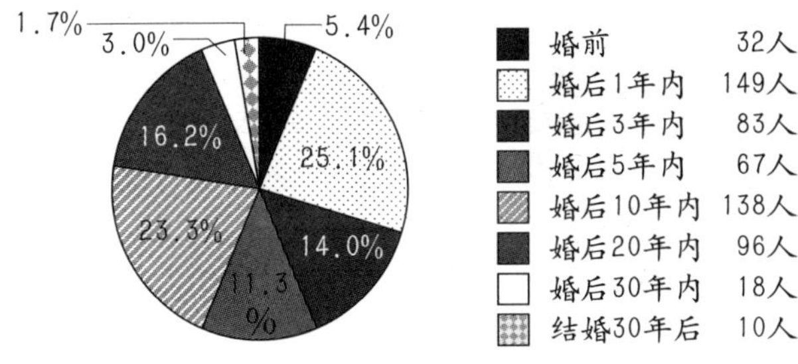

■ 您有没有过离婚的念头？

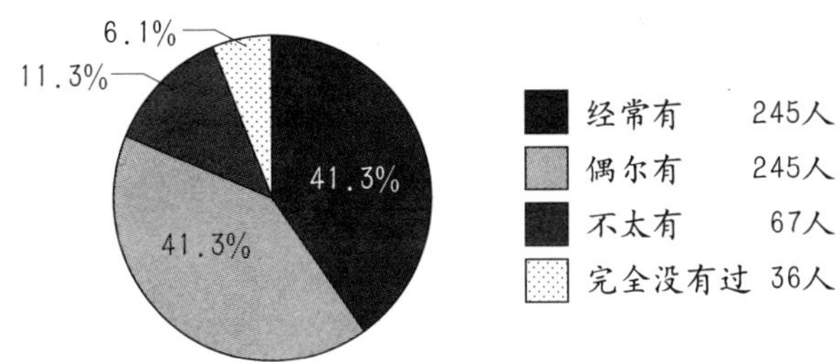

妻子对丈夫的不满程度调查之二

■ 要是没有经济方面的问题，您会离婚吗？

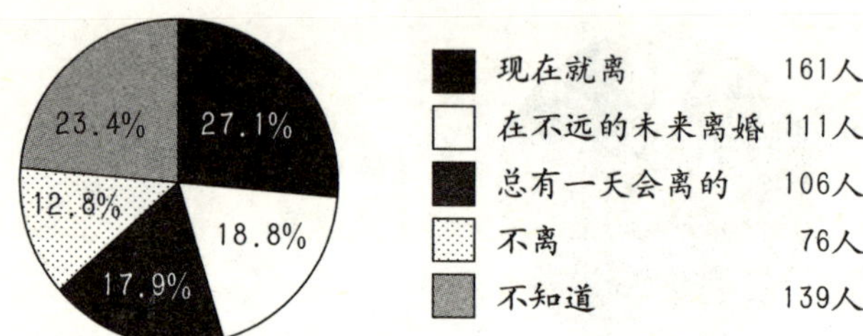

■ 您有没有诅咒过丈夫早点死？

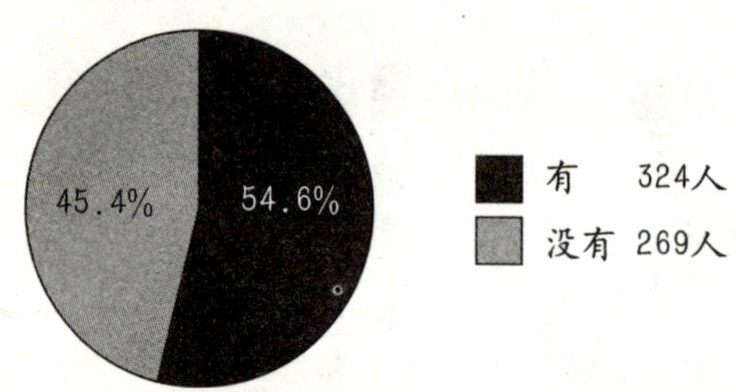

■ 您下辈子还想嫁给现在的丈夫吗？

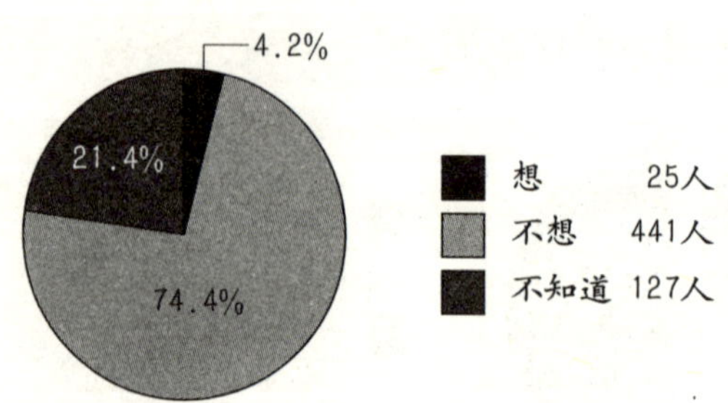

电影、电视剧里的恩爱夫妻太多，导致夫源病患者与日俱增

妻子们为什么会如此厌恶丈夫？为什么丈夫会给她们带来如此巨大的压力？我认为，这与现代人寿命的延长、家庭规模的不断缩小及夫妻观的变化有着密不可分的联系。

“二战”前，日本人的平均寿命不足50岁。二战刚结束时，平均寿命也在70岁上下徘徊。可现在，日本女性的平均寿命高达86岁，男性也有79岁。

自古以来，婆媳关系一直是妻子们的压力源。但“二战”后出生的婆婆们还是比较开明的。而且日本人的家庭规模在不断缩小，小夫妻一般都会跟父母分开住，所以婆媳之间的矛盾有不断减少的趋势。就算小夫妻跟公婆住在一起，大家也会将房子改建一下，将厨房与卫生间一分为二，不用抬头不见低头见。因此小媳妇们不用再受婆婆们的气了。

想当年，日本人的平均寿命还没有那么长，公婆需要照

顾的时候，恰好也是媳妇进入更年期的时候。所以对媳妇来说，双重压力就会排山倒海而来，种种辛酸自不必言。可是现在，看护老年人的时间往后推了整整10年。在传统的家庭制度中，媳妇总是婆家的牺牲品，“生是婆家的人，死是婆家的鬼”，但这种压力与现代女性已经几乎无缘了。

久而久之，丈夫便取代了婆媳问题，成了现代中年女性的压力源之首。其实只要男女双方一结婚，丈夫就会成为妻子的压力源，但在孩子长大成人之前，妻子根本无暇理会丈夫带来的压力。就算丈夫说的话不中听，做的事不够体贴，妻子也会告诉自己：“我得为了孩子忍下来。”

但孩子总有离家的一天。等孩子进了大学，就会与父母分开住。慰藉妻子空虚的心灵，本该是丈夫的任务，但丈夫们却在不知不觉中成了妻子的压力源，有些甚至任性妄为，让妻子们头痛不已。

最要命的是，如果丈夫是工薪族，到了中年就会成为公司的中层管理者。他们的体力与精力在走下坡路，工作的压力却与日俱增，在工作日很可能会通过喝酒排解一下。而一到双休日，便可能在家拿家人撒气。

而这时压力的缓冲带——孩子又不在身边了，最终造成“年轻时已经很烦人的丈夫，到了中年变得更加烦人”的结果。现在，丈夫们都很有可能活到80岁，这就意味着**妻子们**

得陪着退休后的丈夫过20年的“苦日子”。一想到这儿，妻子们的心情难免低落。

在以上情况的基础上，我最关注的发病原因是第三点，即夫妻观的变化。

丈夫总是不会说话又迟钝的，从前如此，如今亦然。但在那个流行相亲结婚的年代，社会上的主流观念是“妻子就该对丈夫言听计从”，所以妻子们也会对丈夫的蛮横忍气吞声。她们会告诉自己“结婚后就是得忍”，也不会对丈夫抱有太高的期望。就算丈夫与自己理想中的样子相去甚远，她们也不会烦躁不安。

可看惯了电影、电视与广告的新一代妻子们，很可能被屏幕上频频出现的恩爱夫妻、幸福家庭形象所影响。比如“上了年纪却依然恩爱的名人夫妻，丈夫特别体贴”“名利双收，孩子也很优秀，一切都十分完美的理想家庭”“在丈夫的全力配合下，家庭工作两手抓的厉害主妇”等，媒体总会不断宣传这种“理想的夫妻”。如此这般，如果妻子们无法看透表面现象后的本质，她们就会下意识地思索：“为什么我老公就不能这样呢……”这样一来，妻子对自己丈夫的不满就会日渐膨胀，心中的压力也会越来越大。

耳鸣、头晕与头痛是夫源病的三大症状

我还通过之前提到的读者问卷调查，统计了一下有多少人已经出现了夫源病的症状。有51%的受访者表示：如果医生告诉我，我的各种不适是由丈夫引起的，我绝对心服口服。她们的具体表述如下。

我一到周末就头痛，工作日一到傍晚就开始烦躁。

有一次丈夫突然吼了我一句，吓得我心悸难平。打那以后我见到他连唾沫都不敢咽。

我因为头晕而烦恼了整整两年，结果丈夫一去出差，我的病就好了。

一听到丈夫发表“高论”，我的脸就会潮红。

夫源病最常见的三大症状为耳鸣、头晕与头痛。许多病人会因此被医生诊断为更年期综合征。其实她们得的是夫源病，或是所谓的夫源病预备军。**如果您的丈夫与您的症状有因果关系（比如丈夫一出差，您的症状就会消失或好转，或**

是您丈夫的言行举止会加重您的症状），那么您得的就极有可能是夫源病。

家家有本难念的经，妻子对丈夫来气也是常有的事。夫妻虽是至亲，但男女双方在结婚之前本是毫无关系的陌生人。而且人们总会在结婚前展现出自己最好的一面，无奈知人知面难知心。想必有不少女性朋友在结婚后都有过上当受骗的感觉："我认识的他不是这种人啊！"

妻子们开始对丈夫大失所望，惊愕万分，看到丈夫惹人厌的一面，难免烦躁。其实，这个过程本没有什么问题。适度的压力会带来紧张感，让人生变得更有味道，所以压力太少也不好。

问题是，许多妻子老是憋着，才会忍到了身心都受伤的地步。**把对丈夫的不满憋在心里，成天想着"你怎么还不去死啊""我一定要跟你离婚"，是最要不得的状态。**

更年期的女性朋友尤其需要提高警惕。男人一到中年，就会变得更加烦人，成为妻子的压力源。再加上更年期的女性对压力的抵抗力比较弱，一来二去，就很容易患上与更年期综合征十分相似的夫源病了。

为什么女性一到更年期就受不了压力了呢？我将在下一章中深度剖析更年期综合征与雌激素的关系。

第二章

雌激素一减少，夫源病就来了

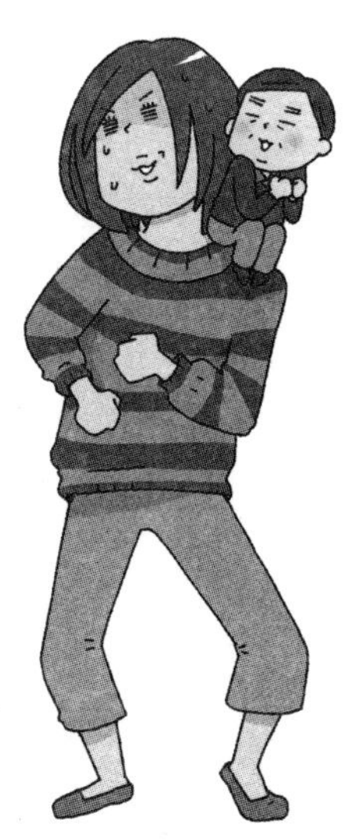

为什么更年期症状会因人而异?

日本女性的平均绝经年龄为50岁左右。绝经前后的10年就是所谓的更年期。女性的卵巢功能会在这段时间内不断衰退，雌激素与黄体酮的分泌量也会逐渐减少。

雌激素的分泌是有周期性的。它不仅能调节排卵与月经，掌管女性的生殖机能，还能保护女性的皮肤、血管与骨骼等身体部位，是女性朋友的健康守护神。

女性快绝经的时候，雌激素的分泌量会骤减，致使身体出现各种不适，最具代表性的症状有潮红、盗汗、心悸、头晕、耳鸣、失眠、头痛、肩膀痛、腰痛、关节痛、疲劳感、腹泻、口渴……不少人还会伴有情绪低落、精神状态不稳定、无精打采、忧心忡忡、记忆力衰退等心理情绪上的症状。由于每个人的症状都不太一样，所以医生常会将中老年女性的不适统称为更年期综合征。

然而，并不是所有更年期女性都会为更年期综合征所苦。有些女性朋友原本身体不好，却很平静地度过了绝经期；有些女性朋友原本月经很规律，可到了更年期，却出现了各种更年期症状，甚至有人在绝经10年后突然出现了非常严重的更年期症状。症状一旦出现，便会持续好几年，有些病人甚至要跟更年期综合征斗争长达10年之久。

医生们会用补充雌激素的方法治疗更年期综合征，但这种方法只对某些病人有用。除了补充雌激素，还会使用中药和心理疗法，但疗效都不会立竿见影。

既然更年期综合征出现的根本原因是雌激素的减少，那应该每个女人都会得更年期综合征才是，可为什么更年期的症状会因人而异呢？

最新的研究结果显示，压力与更年期综合征有着密不可分的关系。更年期综合征的患者常会并发抑郁症等心理疾病，所以许多医生会在治疗更年期综合征的时候开抗抑郁药。其实，要治疗心理疾病，不仅要用药物稳住患者的心理状态，更要解开让患者感到压力的心结，这样的压力可能来源于职场，也可能来源于家庭。

无论是人还是小白鼠，一到更年期，就会受不了压力

我认为，用传统治疗方法迟迟无法改善的更年期综合征，与过了更年期的中老年女性出现的各种身心不适，都是由环境带来的压力造成的。

我在本章的开头提过雌激素能保护女性的身体。雌激素能让女性的骨骼更坚固，并有效预防心血管疾病。可以说，保护女性不受压力侵害的，正是雌激素。

某医科大学的一位副教授进行了一项实验。首先，他对小白鼠施压，发现小白鼠的心脏功能在高压环境下会暂时变弱，雄性小白鼠对压力的反应更大，雌性小白鼠倒是岿然不动。

之后，研究人员动手术摘除了雌性小白鼠的卵巢。失去了卵巢的小白鼠，就跟更年期的女性一样，对压力非常敏感。但要是给它喂一点雌激素，它又会变回“百毒不侵”的状态。换言之，雌性小白鼠的抗压能力之所以比雄性小白鼠

更强，皆因雌性有雌激素护体。

雌激素一直默默守护着女性的身心健康。刚怀孕时，孕妇会恶心呕吐，要不是有雌激素，天知道女性们怎么能忍受得了。刚出生的孩子会在半夜哭闹，母亲还要不时喂奶，睡不上一个完整的觉，要不是有雌激素，女人又岂能熬过这段艰辛的岁月？可女人过了45岁，也许是因为不用再照看孩子的缘故，雌激素的分泌量开始骤减，月经也会逐渐减少，进入更年期。从某种角度看，这也是大自然的规律。

总而言之，在50岁绝经之前，妻子们有雌激素护体，有办法抵挡排山倒海的压力。**就算婆婆唠叨不断，就算丈夫任性妄为，妻子也有办法扛住**。可是女人到了更年期，雌激素分泌水平就会明显下降，抗压能力便随之呈直线下降。

如果医生报出这些病名，您得的就有可能是夫源病

我在大阪开了一家男性更年期门诊，但从医学角度看，男性并不会得更年期综合征。女性的雌激素会在更年期骤减，但男性体内的雄激素一直呈逐年递减趋势，并且雄激素水平的低下也不会对男人的身心产生太大的负面影响，所以男人没有特定的更年期。

话虽如此，还是有许多男性朋友来到我的门诊，而他们的症状跟更年期的女性一模一样，表现为头痛、潮红、耳鸣、冷汗、头晕、口渴、心悸、气喘、失眠、腰痛、胃痛、便秘、腹泻、尿频……我仔细一打听，还发现他们都有心理上的问题。原来男性的更年期症状背后，都有抑郁症、焦虑症等心理障碍。

中老年男性的抑郁症与焦虑症多由公司与社会所给的压力引起。他们一心想着提高业绩，不断给自己加压，还要成天担心公司会不会裁员、会不会破产，职场的人际关系也不

好处。所以经济一不景气，中老年男性的压力就会激增。

近年来，中老年男性的自杀率持续攀升，成了一个极为严重的社会问题。雄性的攻击性本就强，当他们将压力转向自己时，就很容易自寻短见，或是对妻儿恶语相向。

如前所述，女性更年期综合征常会伴有抑郁症等心理疾病。从前，引起女性心理疾病的压力源为婆媳问题、孩子的教育问题、与街坊邻居之间的关系等，很少有人会去关注丈夫给妻子造成的压力。

在这种情况下，要是医生光治丈夫，或是光治妻子，就无法深入了解夫妻之间的“恩怨情仇”，无法解开两人的心结。所以我的男性更年期门诊都会要求夫妻俩一起来。渐渐地，我便发现，丈夫才是更年期女性的主要压力源。

我通常会采用药物（抗抑郁、抗焦虑药物等）与心理咨询并重的治疗方法。无论病人是男是女，我都不会开激素类药物。因为仅用普通的抗抑郁、抗焦虑药物与心理咨询，病人的症状已经能有显著的缓解。

我尤其重视心理咨询这个环节。我会花很多时间倾听患者的心声，仔细了解患者的烦恼与担忧，还有他们当前所处的环境（职场环境、夫妻关系与家庭环境），问每一位患者：“您的症状是从什么时候开始的啊？”“您有什么烦恼吗？”

如果我确定女方得的是夫源病，那我就会让她抽空独自来医院一趟，跟我讲讲丈夫的哪些言行让她感觉到了压力，她对丈夫的哪些举动不满，让她讲到痛快为止。大多数患者都会一把鼻涕一把泪地跟我控诉丈夫的种种“罪行”，一抒多年来积压的郁闷心情。那些能哭出来的患者一般恢复得比较快，光是进行2～3次面谈式的心理咨询，不少患者的症状就会有明显的改善。

与此同时，我也会观察男方的恢复情况，等双方的症状都好些了，再请他们一起来门诊，让他们“小吵”一下（详见第160页）。

夫妻双方都面对我坐下，在不看对方的情况下发泄对对方的不满。妻子说丈夫的坏话，丈夫发妻子的牢骚。当然，他们都能听见对方说的话，难免会争吵两句，但场面不会失控，毕竟有我这个外人看着，他们不可能吵得很凶。

治疗结束之后，夫妻俩也不会立刻和好如初。而且很多夫妻以前不太吵架，不懂得吵架的方法，所以回到家后，双方也是一声不吭，连话都不愿跟对方说。但连续治疗几次后，他们就能在家中吵起来了，也能各抒己见了。到了这一步，大多数病人的夫源病都能不药而愈。

如果医生给出下列诊断结果，
你得的就有可能是夫源病！

- 原发性高血压
- 突发性头痛
- 突发性重听
- 梅尼埃病（有头晕、耳鸣、重听等症状的疾病，原因不明）
- 无需治疗的心律不齐
- 神经性胃炎
- 过敏性肠症候群（因肠道黏膜发炎以外的原因造成的长期腹泻或长期便秘）
- 慢性疲劳症候群（原因不明的长期性剧烈疲劳）
- 纤维肌痛综合征（全身性的剧烈疼痛，持续时间长，原因不明）
- 自主神经失调症（因自主神经失衡造成的各种症状的统称）
- 抑郁症

男性更年期症状大多需要半年至两年才能治好，但**女性的夫源病只要“对症下药”，就能在3个月内有显著好转。**妻子若能向丈夫坦诚自己的想法，使二人的关系得到修复，夫源病就会不药而愈。

然而，普通医疗机构并不会将夫妻关系视作妻子的压力源，所以很少有医生采取我这样的治疗方案。这就导致许多夫源病患者不停地跑医院，可每家医院给出的诊断结果都不一样，治了半天也不见好。

上表列举的病名只是冰山一角，这些病的共同点就是发病原因不明。要是您的诊断书上写了上述病名，而且传统治疗方法对您无效，那您得的十有八九就是夫源病。

丈夫的一举一动，会减少妻子大脑中的神经传导物质，让妻子异常烦躁

前面提到，夫源病患者的症状因人而异，大多数患者都伴有心情低落等心理层面的症状。为什么丈夫带来的压力会对妻子的身心产生如此巨大的负面影响呢？这要从血清胺这种物质说起。

血清胺是一种能左右神经活动的神经传导物质，在下丘脑、基底神经节、延髓等大脑关键部位分布较多。最近的研究结果显示，血清胺等神经传导物质的不足，极有可能是抑郁症等心理疾病的诱发因素。换言之，血清胺就是保证心理健康的关键。

我们大脑发出的命令并不是通过一根长长的神经传递到全身各个器官的。人体内有无数很短的神经，它们形成了一张神经网。一有命令，它们就会像接力跑那样，将命令传达下去。而血清胺就是不可或缺的“接力棒”。要是一个人用脑过

度，或是成天忧心忡忡，脑内的血清胺水平便会逐渐下降。

健康人的大脑会不断分泌血清胺，但有研究结果表明，血清胺的分泌量会随着年龄的增长而减少。人体内血清胺水平降低，疲劳感就会增强，人就无法集中注意力了。这时如果能好好休息一下，就能有效恢复血清胺的水平；可要是硬撑着，烦恼与担心就会一直在脑海中存在着，血清胺就有可能会消耗殆尽。

这种状态下的人无法集中精力办事，也没有耐力。他们急功近利，烦躁易怒。其实这就是初期抑郁症的表现。长此以往，人就会产生轻生的念头。

要是让女性的血清胺减少的压力源就是丈夫，那不就是如假包换的夫源病吗？

要摆脱这种状态，唯一的方法就是等待大脑自行分泌血清胺。要是能去山清水秀的地方放松和疗养一下，问题自会迎刃而解，可要是病人在恢复的过程中再次感受到了重压，好不容易攒起来的血清胺就会被消耗掉。妻子们总是忙于家务，别说是出门了，就算在自己家都休息不好。“疲惫不堪”和“懒得干家务”其实是血清胺枯竭的信号。一旦出现这类抑郁症状，我们就必须让脑子放空，好好休息一下，尽可能不要用脑。

为什么丈夫这种生物会伤妻子的心

为什么丈夫会成为妻子们身心不适的病因呢？除了血清胺的水平，第二个关键因素就是自主神经的节律。自主神经，就是无法用我们的意志去控制的神经。自主神经分为两种，一种是在我们亢奋的时候活动的交感神经，另一种则是在我们放松的时候工作的副交感神经。

人一紧张，交感神经就会兴奋起来。我们会心跳加快，心悸，四肢表面的血管会收缩，皮肤的温度会下降，身体感觉到冷，与此同时，血压会上升，肌肉也会紧张起来。交感神经也被称为“斗争与逃跑的神经”。为什么呢？因为与敌人战斗或是逃跑的时候，人必须高度紧张，而交感神经会帮助我们将身体调整到作战的最佳状态。

再看副交感神经。当我们休养生息的时候，副交感神经便会走到前台，心跳会变慢，血压会下降，肌肉会放松下来。在这种状态下，人更容易入睡。一般情况下，交感神经会在早上起床之后逐渐亢奋起来，在白天迎来巅峰，越是接近夜晚，交感神经的兴奋性就越弱。与此相对的是，副交感神经一到晚上就会活跃起来，帮助我们消除疲劳，为第二天的工作与学习作准备。

自主神经的司令部位于下丘脑，它对压力特别敏感。如果一个人长期处于高压环境下，下丘脑就会出问题，导致自主神经功能紊乱，交感神经长期亢奋，出现心悸、盗汗、头痛、头晕、肩膀疼痛、失眠、疲劳等症状。

综上所述，从血清胺与自主神经的角度看，长期处于高压状态会对人的身心造成巨大的负面影响。对女性来说，一生中会经历许多重要的人生节点，比如怀孕生子、孩子自立门户、丈夫退休等。这种时期的女性尤其容易被压力压垮，患上抑郁症等心理疾病。原本相敬如宾的夫妻，也会因为丈夫退休等生活方式的改变而出现矛盾。遇到这种情况，妻子就会很容易患上夫源病。

会令妻子烦躁的言行，其实多是丈夫的无心之举，他们做梦也没有想到，自己不经意的一句话、一个动作会给妻子造成莫大的压力。男女双方的价值观本就不同。要是妻子们能对“丈夫”这种生物有更深入的了解，就能搞清楚他们说话时为什么会不知轻重，为什么会如此迟钝，又为什么会伤透妻子们的心了。

当然，我们也得听听丈夫们的辩解。了解丈夫们的想法，有助于妻子烦躁心情的缓解，也能帮助夫妻双方找到解决问题的突破口。

我将在第三至七章用具体的案例分析夫源病的五大导火索：生活习惯、钱、家务、孩子与父母。看完之后，一定会有许多读者感同身受，发出“没错，我老公就是这样”的感慨。为了告诉大家怎样防止以上导火索引爆夫源病这个“炸弹”，从下一章开始，我会分门别类，针对各种不同的情况，给出最细致的建议。

第三章

夫源病的导火索——生活习惯

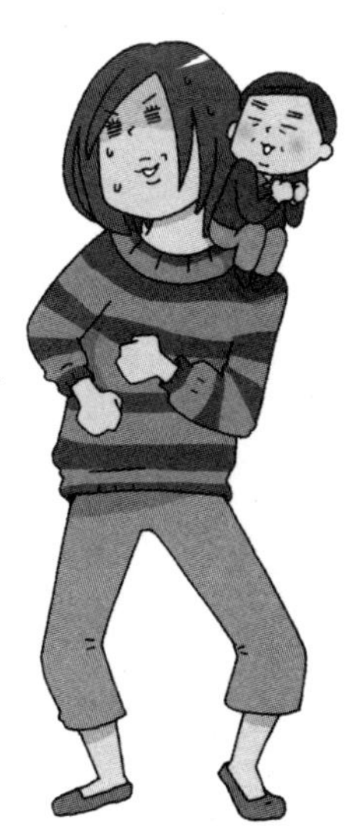

啊！电视节目太有意思了！
这是我的电视机，一个人看真有趣
……

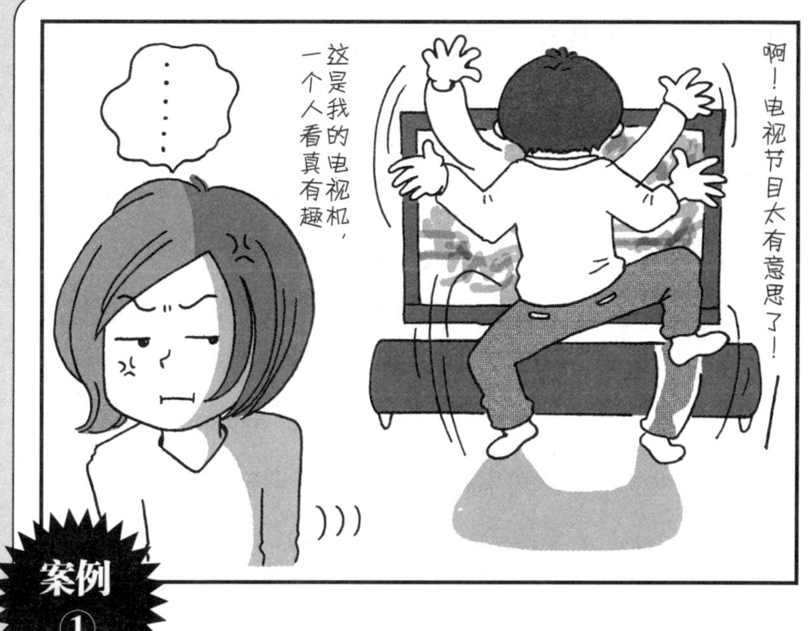

案例① 霸占电视，宣称“这是我的电视机”

只要我老公在家，他就一直霸占着电视。就算我和孩子有想看的节目，他也不肯把遥控器让出来，还说“这是我的电视机”。电视上一放广告，他就不停地换频道，搞得我们看个电视都不太平，越看越烦躁。而且他总是在我想看电视的那天早早回家，简直气死人了！

别指望一家人其乐融融地看电视

这位丈夫的确有点幼稚，但会做这种事的丈夫也不在少数。我在问卷调查中发现，“丈夫爱霸占电视”这一点，让许多妻子心存不满。

“客厅是一家人团聚的地方，我是多么希望大家能聚在客厅里看看电视，讨论一下今天发生的趣事啊”，妻子们都是这么想的，可丈夫们却自顾自霸着电视机不放。光是陪着他看无聊的电视节目还不算，一到广告时间，他们就会不停地换台，寻找其他有趣的节目，搞得一家人都烦躁不已。

跟这种丈夫争频道也是徒劳。最好的解决方法，就是再买一台电视机放在另一个房间里。每当我提出这条建议的时候，病人都会一脸遗憾地喃喃道：“那一家人就没法其乐融融地看电视了……”但请各位想想，看着老公成天霸占着电视机，心情难免烦躁，天天在郁闷中度日，夫源病怎么可能好得了呢？还不如告诉丈夫“我去隔壁房间看电视了”，各看各的，如此一来，您的家庭生活反而会更和谐。

今天我去逛街的时候看到……
左耳进
哦——
嗯——
呵呵——
右耳出

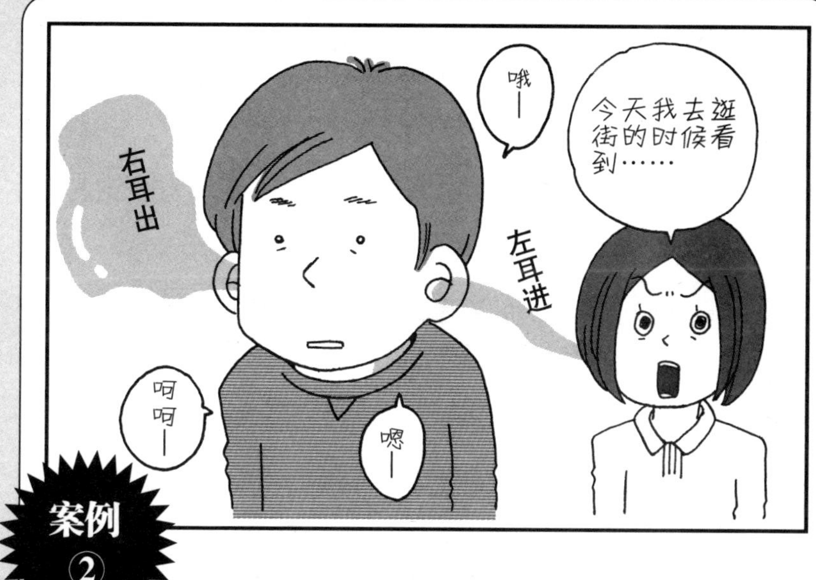

案例②

跟他讲今天发生的事，他却心不在焉

我跟老公说话，或是找他商量什么事的时候，他总是一副心不在焉的样子，偶尔哼唧两下。我真想大吼一句："你有没有在听我说话啊？"可我最近想通了，反正跟他说了也没用。他是不是已经对我没兴趣了啊？我真是越想越伤心。

告诉自己“总比对着墙壁说话强吧”

男人都不太擅长倾听女人说话。因为男人和女人说话的目的不一样。男人擅长用语言确认事实、展现自己的知识，或是通过探讨制定战略。而女人享受的是说话的过程。说话，就是她们缓解压力的手段。她们希望能通过对话沟通感情，得到对方的共鸣。

所以妻子们总是希望能跟丈夫讨论今天发生的趣事，或是发发牢骚，讲讲八卦。她们觉得如此一来就能跟丈夫交流感情了。可丈夫却把妻子当成自己的同事，总想找个解决办法出来。问题是，妻子说的都是一时半会儿找不到解决方法的问题。于是丈夫们听着听着就烦了，他们会想：你到底想让我怎么样？渐渐地，他们就不乐意听了，开始心不在焉，随声附和，甚至干脆打断妻子的话。

“当丈夫的，应该改变一下自己的观念，在妻子跟你倾诉的时候，要温柔地说一句‘这样啊，你也挺不容易的嘛’，以表现出你在仔细听她的话。”我时常向男性朋友们提出上述建议，但这个要求的难度其实有些高。所以，各位女性朋友可以看得再透彻些。就干脆当丈夫是没心思听你说话的生物好了，您可以告诉自己：“跟他说，总比对着墙壁说话强吧。”如此一来，您的心里也许会好受些。

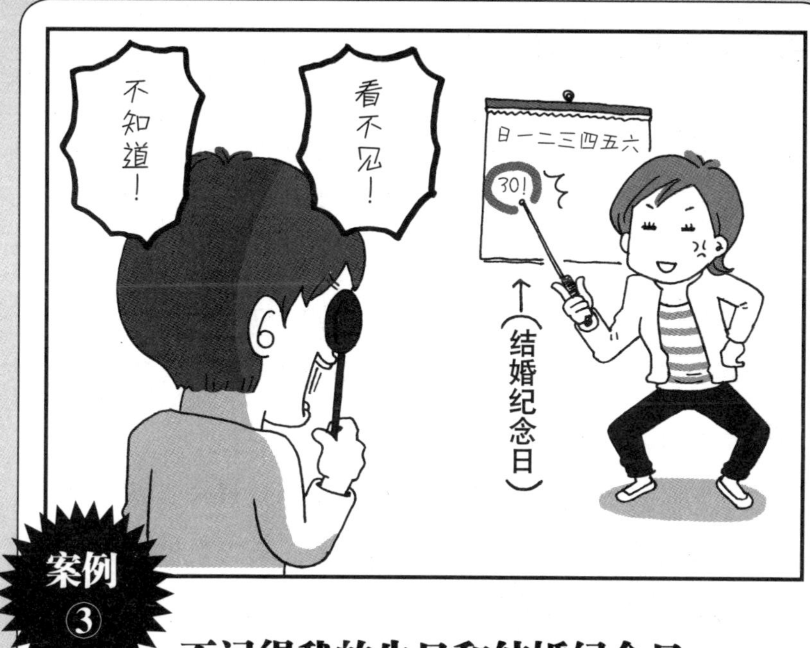

案例③ 不记得我的生日和结婚纪念日

刚结婚的时候，每逢我的生日或结婚纪念日，他都会送点小礼物，或是策划一场别出心裁的约会。可现在呢？他连结婚纪念日是哪天都不记得了。就算我刻意提醒他，问他今天是什么日子，他都想不起来。他是不是觉得我们已经是老夫老妻了，不用再这么讨好我了啊？真是岂有此理！

纪念日要提前一周通知

结婚的时间长了，丈夫自然会忘记妻子的生日或纪念日，除非这个男人的心思特别细腻。那他们在谈恋爱的时候怎么能记得那么清楚呢？因为他们会把那些日子写在日程本里，提醒自己不要忘记，就好像是公司的重要活动那样。

对妻子们而言，在纪念日做了什么并不重要，关键是丈夫记不记得那个日子，无奈丈夫们就是不开窍。

“纪念日送的一枝花，比三天后的钻石更有杀伤力。”这句话可是我的原创。我从不会忘记妻子的生日和结婚纪念日，每次都会送上鲜花一朵。其实，大多数丈夫并不是不乐意庆祝，也不是觉得妻子已经“上钩”了，就不用讨好了，他们只是记不住而已。所以妻子们大可提前一周预告一下（虽然这样就没有惊喜了），给丈夫们足够的时间去准备，如此一来，就能过一个开开心心的纪念日了。

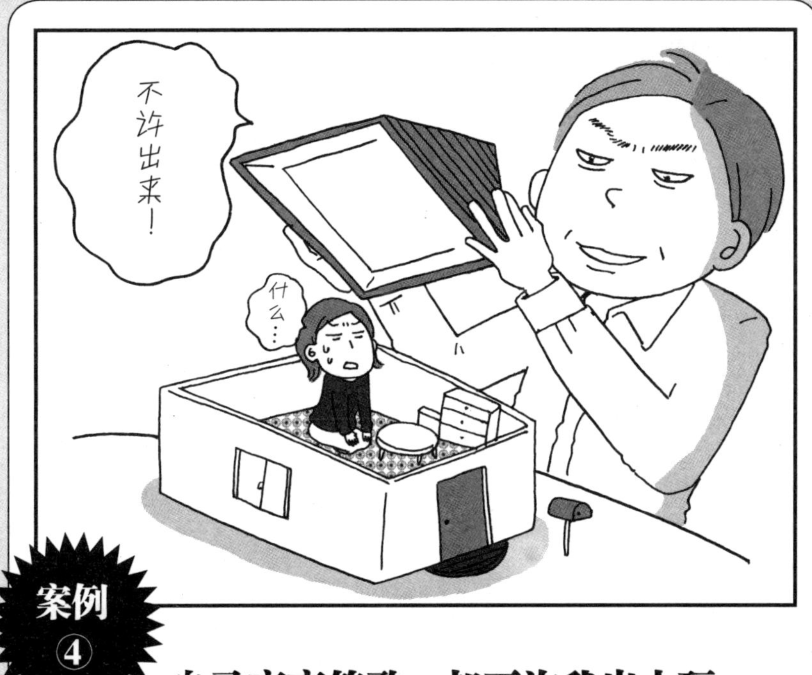

案例④

自己夜夜笙歌，却不许我出去玩

我老公从来不许我在晚上出门，自己出去吃喝玩乐却总是第二天早上才回家。我买东西花的时间稍微长了一点儿，他就会打电话教训我，问我到底要逛到什么时候。我们俩都在家的时候，要是我收到了短信，或是有人打电话给我，他也会追着我问这问那。他管得也太多了吧！跟他在一起简直憋屈死了。

喜欢约束妻子是丈夫的本质

这种类型的丈夫也很多见。“我想干什么就干什么，你想干什么我偏不许”——这兴许是“丈夫”这种生物的本质。

我曾接待过一位女性患者。咨询一结束，她的手机就立刻响了，把我都吓了一跳。打电话来的正是她的丈夫。他在电话里问道：“治疗结束了吧？什么时候回来？”问题是，这位丈夫跟朋友出去吃饭的时候总是去完这家换那家，连个电话都不给妻子打，搞得妻子都不知道他什么时候能到家。

丈夫不许妻子外出未免太过分了一些，这种过度的约束不仅因占有欲而起，更是妻子不在家就忧心忡忡的心理在作祟。长此以往，丈夫会愈发依赖妻子，而妻子心中的压力则会与日俱增，最后发展成夫源病。

为了让丈夫自力更生，妻子们要勇于和丈夫正面理论，赢得外出的自由，好让丈夫逐渐习惯独自在家的状态。

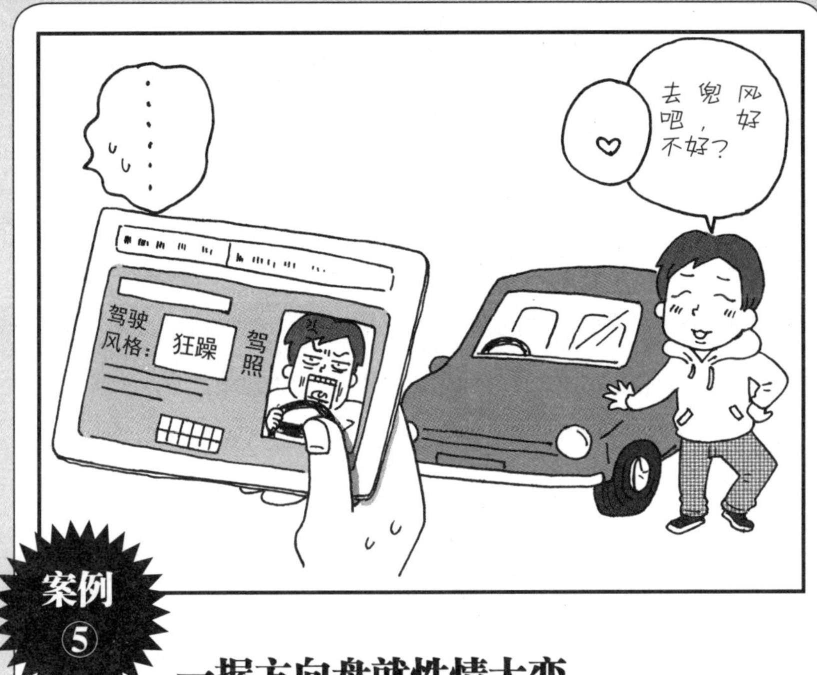

案例⑤

一握方向盘就性情大变

我丈夫平时挺温厚老实的，可他一握方向盘就跟变了个人似的。一旦碰上别人的驾驶风格不合他的意，他就会不停地按喇叭，或是追着人家跑。我完全无法预测他什么时候会突然发作，他一开车，我就会心悸，或是心律不齐。现在我都不敢坐他的车出门了。

车品 = 人品

看似温厚的人，一握方向盘就性情大变，这种人还真不少。其实，他们的温厚很可能是假装出来的，在开车的时候就本性毕露了。要是他们积攒了许多压力，心情烦躁，那么在开车的时候，平时压抑着的攻击性与暴力性就会浮出水面。情况严重的，可能会对妻子恶语相向，甚至拳打脚踢。

如果您的丈夫只是驾驶风格比较彪悍，不至于出车祸，那就睁一只眼闭一只眼吧，至少开开车能让他们发泄一下压力，不是吗？可也有不少妻子因为丈夫狂躁的驾驶风格而得了夫源病，她们成天忧心忡忡，不知道丈夫什么时候会发作，还出现了心悸、心律不齐、失眠、腰酸背痛等症状。

案例中提到的这位丈夫因头痛来到了我的男性更年期门诊。我立刻对他进行了心理治疗，丈夫的症状迅速好转，没有以前那么暴躁易怒了，连驾驶风格都变得稳妥了。丈夫好起来之后，妻子的身体状况也开始改善，不久后，夫源病的症状就基本消失了。

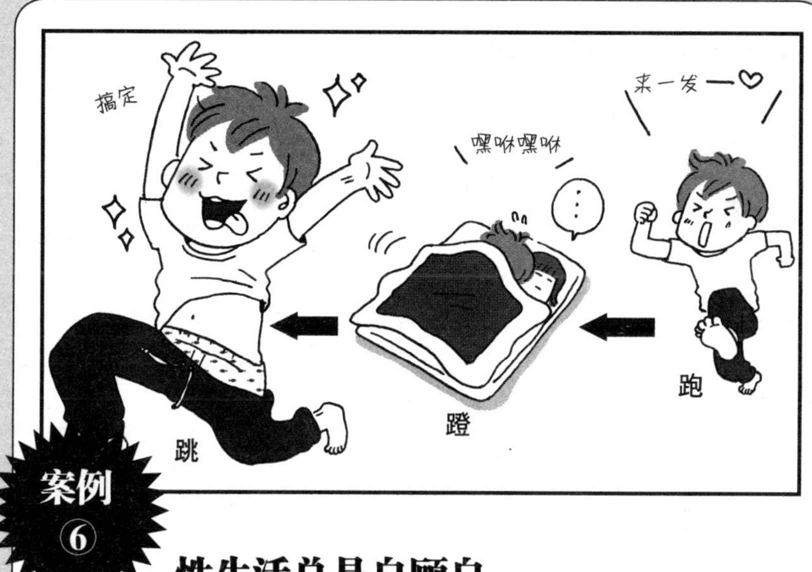

案例⑥

性生活总是自顾自

谈恋爱的时候，他总说“上床就是表达爱情的方式”，可一结婚，他就变得自私了。他总是在自己想做的时候做，都不顾我的身体是不是舒服，有没有心情陪他。而且性生活的时间也很短，自己爽完了就呼呼大睡。难道我只是让他发泄性欲的工具吗？我真是越想越伤心。

性生活不和谐是离婚的一大原因

性生活也许是一个难登大雅之堂的话题，所以夫妻俩很少有机会正面讨论它。但性生活不和谐其实是夫妻关系不和的根本原因之一，也是夫源病的一大导火索。有些人离婚时对外宣称我们性格不合，但仔细一打听才知道，他们其实是性生活不和谐，久而久之，妻子就看丈夫不顺眼了。

案例中提到的丈夫总是自顾自，不顾妻子的感受。其实，性生活不和谐的表现是多种多样的。有些丈夫要得特别频繁，妻子一拒绝，他们就怀疑妻子有外遇，搞得妻子左右为难；有些丈夫则特别冷淡，伤了妻子的心。

女性一般将性生活视作表达爱情的行为或是确认爱情的行为。因此，丈夫要是对性生活不上心，就会招致妻子的怀疑与不满。关于性生活不和谐的问题，我将在第65页作进一步剖析。

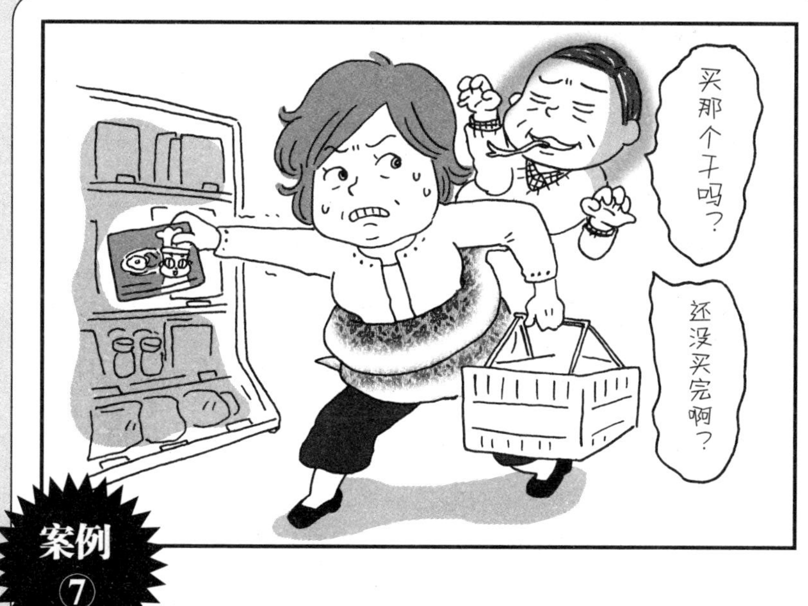

案例⑦

一退休就成天缠着我

丈夫退休后成天缠着我。我出门买东西，他铁定跟着。我想出去见个朋友他都要跟来。要是他只是跟来，不干别的也就罢了，可他逛烦了就会催我，问我“怎么还没逛完啊”。而且有个男人在，我和姐妹们都聊不起来，简直烦死人了。

丈夫退休是婚姻的头号危机

我们将这种丈夫称为“我也去”一族。除此之外，还有一种“你也来”丈夫——无论他们去哪儿，都要带着妻子一起。

这类丈夫在退休之前只知道忙工作，白天一般都不在家，跟家人几乎碰不到面。他们往往天真地以为自己退休了之后就能跟妻子享受二人世界了。然而，妻子们早就习惯了没有丈夫打搅的轻松日子，有固定的朋友圈，也有自己的生活节奏。

丈夫一退休，妻子的“好日子”便到头了。丈夫成天在家无所事事，妻子有事要出门，他便立刻跟上。一到中午就问“今天午饭吃什么”，到了傍晚便问“今天晚上吃什么”。被这样的丈夫缠上，妻子们能不烦吗？对妻子来说，丈夫一直在家，本就是一种莫大的压力，再加上丈夫打乱了妻子长久以来的生活节奏，妻子们的身心便会失衡。就算妻子顺利熬过了更年期，还有丈夫退休这一危机等待着她。丈夫退休这段时间，也是妻子最容易患上夫源病的时期。

我将在下文中详细介绍这种情况与解决问题的方法。

夫源病始于“不交谈”

每个年龄段的妻子都会对夫妻之间的对话感到不满。某健康杂志于2011年11月进行的夫源病问卷调查也搜集了许多妻子的心声，详见下表。“我的丈夫连招呼都不跟我打”“‘我不说你也懂的吧’是他的口头禅”，很多妻子都有这样的抱怨，看来妻子们受的罪可真不少。

正如我在案例②中提到的那样，男人与女人的说话目的截然不同。男人说话，一般是为了解决问题，他们希望迅速解决在对话中提到的问题，会将对话引向讨论的方向。

而女人对话所追求的是“共鸣”二字。女人们并不想争个是非对错，她们只是想通过对话表达自己的感情，并与对方充分沟通，确认双方的关系处于一个良好的状态。

妻子们希望“丈夫能好好听我说话”，可丈夫却认为“妻子说的话又臭又长，没有重点”。渐渐地，丈夫们就听腻了，开始有一句没一句地敷衍，或是干脆打断妻子。

妻子们对夫妻对话的不满

- **跟他商量事情时，他总是含糊其辞，支支吾吾。（40多岁的女性）**
- **我一说话，他就绷起脸，一副不想说话的样子。（30多岁的女性）**
- **对我的意见嗤之以鼻，不分青红皂白地否定。（50多岁的女性）**
- **“我不说你也懂的吧”是他的口头禅。（50多岁的女性）**
- **口气很凶，完全没法跟他交谈。（40多岁的女性）**
- **下班回家，连“我回来了”之类的话都不会说。（50多岁的女性）**
- **我母亲过世的时候，都没有安慰我一下。（60多岁的女性）**
- **买很贵的东西也好，辞职之前也好，都不跟我打招呼。（40多岁的女性）**

男人普遍不擅长用语言表达自己的感情。妻子做了他喜欢吃的菜，他也不会说一句“真好吃”；妻子帮他做了什么事，他也懒得说一句“谢谢”……久而久之，妻子就会认定“丈夫一点儿都不体贴我”。

见丈夫对自己漠不关心，妻子就会对丈夫产生怀疑。渐渐地，夫妻俩的对话就会越来越简单。等孩子自立门户，丈夫退休回家了，对妻子说的话就只剩下“饭呢？”“洗澡水！”之类的了。并且，丈夫们并没有意识到夫妻俩已经没有沟通了，一点危机感都没有。

对妻子而言，说不通的丈夫就是个烦人的家伙。这时候，丈夫的一举一动都会让妻子烦躁不已。烦躁带来的压力，便会导致各种各样的不适。换言之，夫妻双方不交谈，正是夫源病的第一步。

能同时改善夫源病症状与夫妻关系的“对不起作战法”

其实只需一句“对不起”，夫妻两人便能解开心结，重新开始与对方交谈。下面的例子，就是我在工作中接触到的真实案例。

今年55岁的B先生是公司的中层管理者。他本来身体就不好，患有多年高血压，在工作中又总是夹在上司与部下之间，进退维谷，压力非常大，不时心悸，睡眠也不好。

在妻子的强烈建议下，B先生带着妻子一同来到了我的男性更年期门诊。B太太告诉我她也被更年期综合征折磨了四五年了，要一边吃药一边照顾丈夫，压力不小。她说她尝试过激素疗法，也试过中药，可症状没有任何改善。我怀疑这位太太的问题出在她丈夫身上，就向B先生进行了仔细的询问。

B先生知道妻子的身体一直不太好。他说：“我还以为更年期综合征是不用治的，对她的抱怨也没怎么重视。这下可好，我自己也得了这个病，现在才知道她有多痛苦。”我一边为B先生开了抗抑郁药与安眠药，一边向他提议：“既然您以前一直没重视夫人的问题，那您要不要趁这个机会，向夫人道个歉啊？”

男人都要面子，又怕难为情，就算我提了建议，也很少有人会照办。但B先生真的向太太道歉了。

两周后，他们来到门诊复诊。B先生的症状有了显著的好转。他一脸欣喜地告诉我说：“我们又开始交谈了！”现在，他的血压已经稳定了不少。而B太太也表示，她最近睡得特别香。我问他们平时都会聊些什么。他们回答道：“我们会讨论自己的病情。”B太太说“我头晕”，B先生就说“我胸闷”，如此这般，两个人有了共同语言，每天说的话也比以前多了。

渐渐地，他们开始发一些以前不敢发的牢骚，也开始频频吵嘴。同时，B先生的身体状况竟一天比一天好，不到3个月，他就不用吃药了。B太太也恢复得非常好。听说近期他们夫妻俩还会像年轻时一样结伴出门游玩。

在上述案例中，丈夫的道歉，加上夫妻俩共同的烦恼——更年期的痛苦，让他们重新打开了对话的大门。在沟通的过程中，他们同病相怜，逐渐萌生出了对伴侣的怜爱之情。久而久之，两人更年期的不适便烟消云散了，降至冰点的夫妻关系也逐渐升温。

妻子遇到什么烦恼，也许会觉得就算跟丈夫说了也是白搭。但丈夫的一句话，兴许能让夫妻关系有明显改善。在“小吵架”中要求丈夫道歉反省，也是解决夫妻问题的良方之一（详见第八章）。

以“孩子他爸”“孩子他妈”相称
会导致性生活不和谐

夫妻间的矛盾，与性生活不和谐有着千丝万缕的联系。

我开的虽然是男性更年期门诊，但很少有人会开门见山地跟我说房事的烦恼，除非病人希望我开点伟哥之类的ED（勃起功能障碍）药。可我仔细一问，病人们便会道出心中的烦恼：“实不相瞒，房事对我而言无异于折磨”“我跟妻子的性生活越来越少了”。

如果性生活不和谐的问题出在丈夫身上，那就有可能与丈夫的健康状况有关。高血压、糖尿病的患者会因动脉硬化而发生器质性ED。男性的性生活质量在很大程度上还取决于他的精神状态。要是一个男人长期处于高压环境中，或是对性生活忧心忡忡，他就有可能患上心因性ED（心理原因导致的勃起功能障碍）。

器质性ED和心因性ED大多能通过治疗缓解。如果性生活不足的原因是ED，那么请专科医生治疗一下便能解决问题。

那妻子们为什么会排斥性生活呢？有些妻子碰到了案例⑥那样的情况，丈夫自说自话的性生活让她们非常不满，于是她们干脆采取不配合的态度。还有一部分妻子因为怀孕生子，对性生活暂时失去了兴趣，有些则是因为丈夫中年发福，或是浑身异味，不愿再与丈夫有身体接触。**因性生活不和谐而患上夫源病的女性不在少数。**

男人与女人对性生活持有截然不同的看法，而且对性生活的态度本就因人而异。要拉近夫妻双方的距离，解决性生活不和谐的问题，就得先增加夫妻之间的沟通。如果某一方一味忍耐迁就，那双方就应该开诚布公地谈一谈彼此理想中的性生活究竟是什么样，找到双方的妥协点。

在一起的时间久了，性生活自然会变得老套，不过这样的性生活也会给人以亲切感与安心感。可要是到了无法将伴侣看成异性的地步，问题就严重了。

许多夫妻会在孩子出生之后以“孩子他爸”“孩子他妈”相称，问题是，这种习惯并不好。因为久而久之，你就不会将伴侣当异性看待了。所以请大家还是像谈恋爱时那样，用昵称称呼自己的伴侣吧。

无论男女，无论是出门在外，还是在自己家里，都不能忘记周围有异性的视线。许多男性朋友一旦上了年纪，就开始不注意自己的穿着打扮，鼻毛跑到外面来都不去修一下。妻子看了，能不心生厌恶吗？女性朋友自然不会那么夸张，但也得时刻提醒自己“我是一个女人”，不要让丈夫忽视自己的存在，如此一来，就能有效防止厌倦情绪的产生了。

丈夫成天盼退休，可妻子成天担心丈夫退休

妻子最容易患上夫源病的时期，就是丈夫刚退休的那段时间，这种说法一点儿都不夸张。

只要丈夫还在上班，就算妻子对专心忙工作的丈夫意见很大也不要紧，因为夫妻俩只能在工作日的晚上和双休日碰个面。新婚燕尔时，妻子还会熬夜等丈夫回家，可渐渐地，妻子有了自己的朋友圈，也开发出了新的兴趣爱好，构筑起了属于自己的生活节奏。她们想通了：老公不能陪自己也没什么。

全职主妇对这一点的体会尤其深。因为早上把丈夫送出门之后，她们就能气定神闲地看会儿电视了，还能时不时跟三五好友出去吃个午餐，或是去上个兴趣班，自由自在，无比悠闲。**可丈夫一退休，妻子舒适自在的生活就受到了威胁，这也是许多妻子烦恼的源头。**

下面的图是一项在2012～2013年进行的问卷调查。受访者为300位团块世代的男女，男方即将退休。问卷主要调查了他们对65岁之后生活的展望。调查结果显示，丈夫们都很期待退休后的生活，可妻子们竟忧心忡忡，惶惶不可终日。

您是否期待65岁之后的生活？

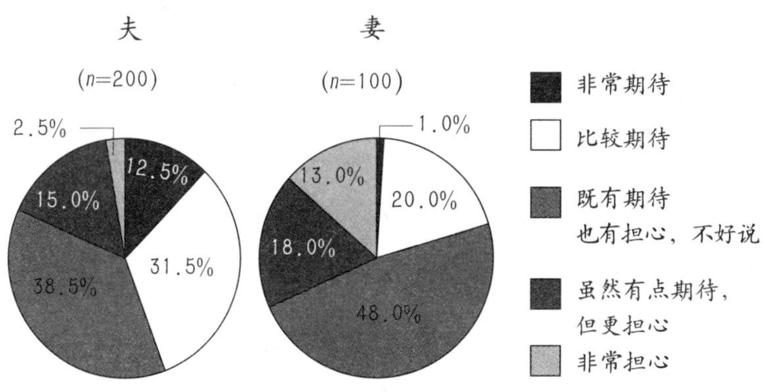

“非常期待”退休后生活的丈夫为12.5%，但只有1.0%的妻子与丈夫有同感。

对丈夫退休后的生活“非常担心”的妻子才是大多数。

“退休了之后我要天天打高尔夫球。”丈夫们梦想着退休后的“第二人生”。可等他们真的退了休，也不可能天天往外跑，更多的时候是成天窝在家里。

退休后的丈夫们进入了每天都是星期天的状态。可他们并不会因为自己很闲就主动帮妻子分担家务。他们会一边看电视，一边对妻子大呼小叫：“喂！泡杯咖啡来！”一到中午，就往餐桌旁边一坐，问：“今天午饭吃什么？”被丈夫这么缠着，妻子就连出门都没有空了。

妻子辛辛苦苦做好饭，伺候丈夫吃完，自己正要出门，丈夫却问道：“你要上哪儿去？”就算带着丈夫去逛街，他也逛不了多久，不一会儿就嚷嚷着“我好累”“我要回家”。在这种情况下，妻子都没办法好好逛个街。

久而久之，妻子便会觉得心情郁闷，身体状态也跟着变差了。我们将妻子因丈夫在家而感受到的身心不适统称为“丈夫在家压力症候群”，这也是夫源病的一种。给大家介绍一个非常典型的例子吧。

60岁的C太太与丈夫十分恩爱。他们都很期待C先生退休的那一天，满心以为到时候就能享受二人世界了。谁知C先生退休后不到两周，C太太就出现了耳鸣、失眠等症状。我一打听才发现，问题出在C先生对C太太的过度依赖上。C太太出门遛狗，和街坊邻居家的太太们聊天，和姐妹们聚会，

C先生都要插一脚。**就算夫妻俩再恩爱，丈夫这么缠着妻子也会造成妻子的反感。**

过分黏人的丈夫都有一个共同点，那就是有强烈的不安全感。工薪族退休后常会陷入这种状态，因为他们退休前总是被同事所环绕，不太有独处的机会。遇到这种情况，丈夫必须改变观念，否则妻子的夫源病就绝不可能痊愈。

为了防止丈夫变成“我也去”“你也来”一族，妻子们必须在丈夫退休之前做好充分准备。这个准备工作该怎么做呢？首先，要培养丈夫的自理能力。至少得让他们学一些简单饭菜的做法，免得哪天自己不在家，他们会饿肚子。然后还要帮他们找好退休后能干的事，比如帮他们培养一个兴趣爱好，结交几个与工作无关的朋友等。这些方法不仅能防止妻子患上夫源病，更能预防丈夫退休后患上抑郁症。

第四章

夫源病的导火索——钱

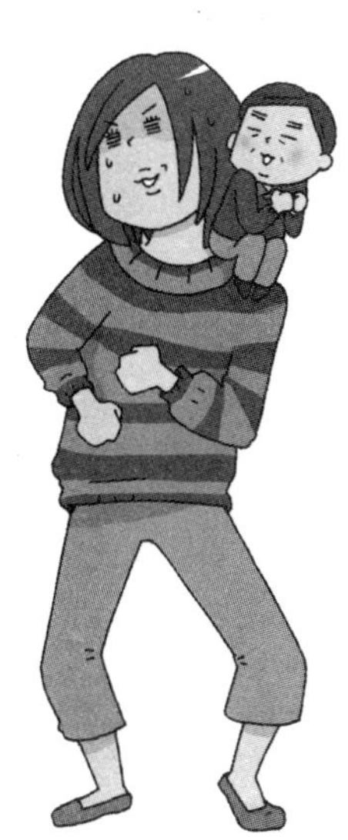

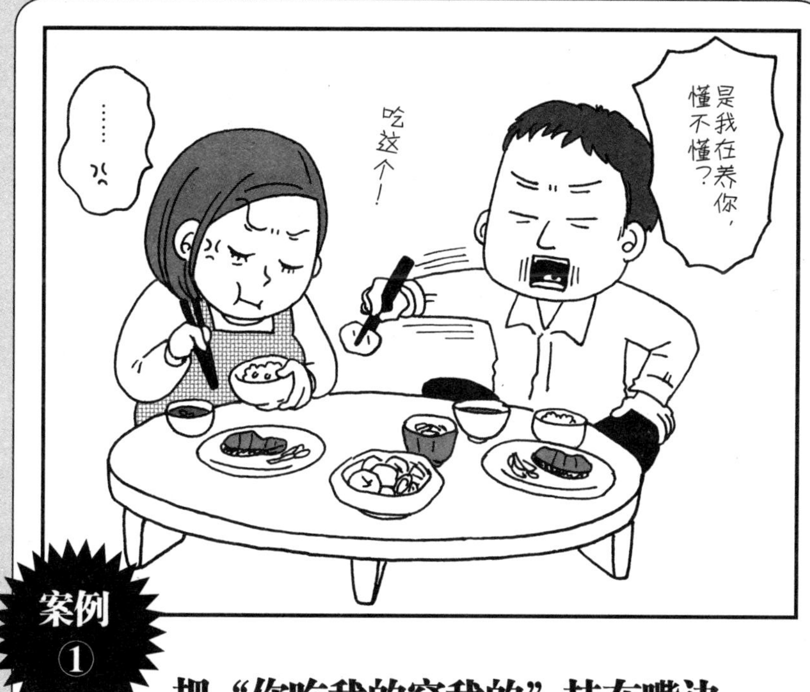

案例①

把“你吃我的穿我的”挂在嘴边

“你有饭吃有衣服穿，还不是因为我在外面打拼啊”，这句话就是我丈夫的口头禅。他还说过“是我在赚钱给你们花”呢。每次听到这种话，我都想狠狠反驳一句：“你之所以能出去工作，还不是因为我在家里干家务吗！”一想到这事我就胃疼。

最让妻子怒不可遏的一句话

“你吃我的穿我的”这是最让妻子怒不可遏的一句话。丈夫们自以为在外面赚钱养家的是他，所以他们很了不起，只要说了这句话，老婆孩子就不敢抱怨了。然而，妻子们岂会心服口服呢？“你说得没错，谢谢你天天赚钱养我们。”——哪里会有妻子抱着这样的想法呢？妻子们都憋着一口气，怒火中烧呢。

问题是，全职主妇的确是靠丈夫养着的。想和丈夫平起平坐，就得找份工作，保证自己有一定的收入。可是会说这种话的丈夫都特别不乐意让妻子出去工作。为什么呢？因为他们害怕妻子一旦有了收入，自己就失去了存在的意义。

所以妻子一旦提出要出去工作的想法，这类丈夫便会横加干涉，百般阻挠。但我认为，妻子们必须强硬起来。有工作的女人才是一个独立自主的人，只有这样的妻子，才能与丈夫构筑起平等的关系。

唉……
我都等了3分27秒了，你怎么还没好啊？
快点儿啊！
¥538

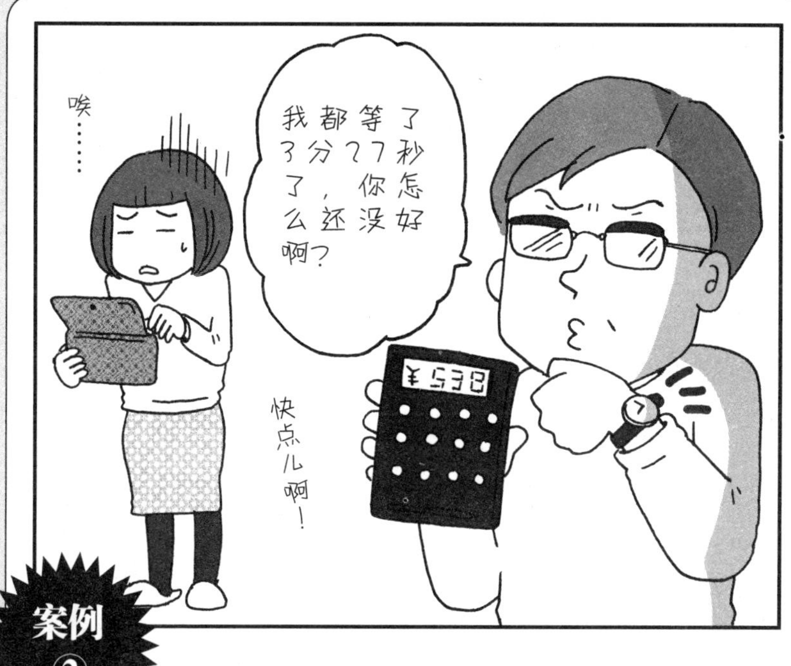

案例②

老惦记着他帮我垫的钱，讨债的时候精确到一角钱

我的丈夫是个锱铢必较的人。有时我出去买东西，会让他先帮我垫一点儿钱，结果他一回来就跟我讨债，算出来的数字居然精确到一角钱。有好几次我都想讽刺他：“你不用算这么精确吧？”我平时出去买个东西，他也要检查我拿回来的小票，总说我乱花钱。真是个小气鬼！

总比花钱如流水的老公好吧

小气抠门，换个角度看就是金钱观靠谱，擅长管钱。我个人认为，这并不是缺点。做事认真踏实的人，一般都会把钱算得很细，所以这类人普遍比较抠。不过，和花钱如流水的老公相比，小气的老公总还是有些可取之处。

话虽如此，要是丈夫成天检查妻子的小票，那也够烦人的。人的理财观一般分为开源、节流两种。节流就是削减开支。我本人因为懒得纠结细节，所以总会自我暗示：与其动脑子想办法省钱，还不如把精力放在开源上，多赚点钱回来。

如果您是全职主妇，而您的丈夫成天对家庭财政指指点点，那您大可出去找份零工来干，提高家庭的总收入。如此一来，您还能将收入的一部分划作自己的零花钱，想买什么东西也不用顾忌丈夫的想法了。有了这笔钱，心里一定会痛快不少。

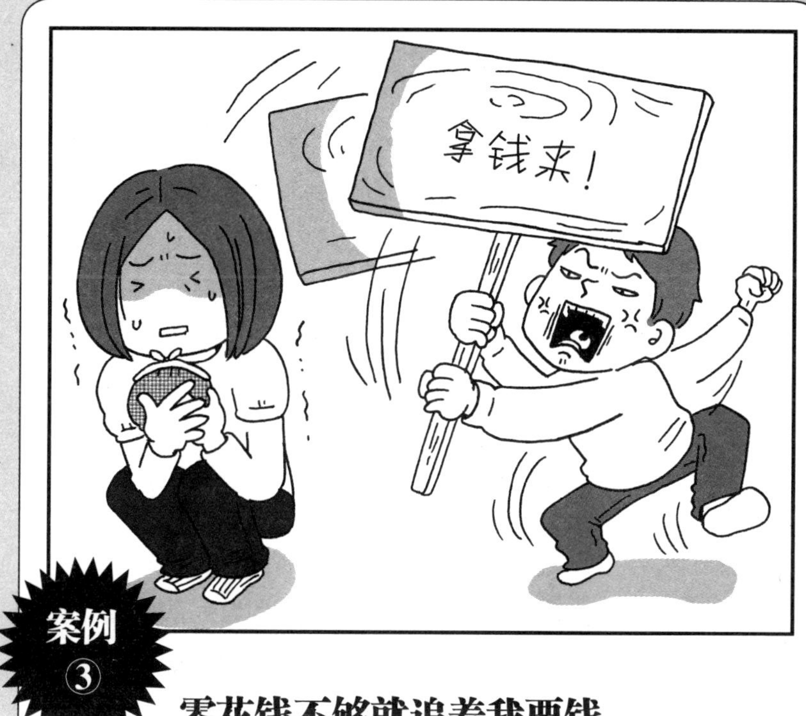

案例③

零花钱不够就追着我要钱

我老公自说自话增加了每月的零花钱，我只能心不甘情不愿地把钱给他，可他还是不时问我要钱。他是那种有多少花多少的人，还拿很多钱去买酒买烟。被他这么一搞，家里的钱总是不够花，我只能想方设法省钱周转。房贷还没还清，孩子的教育经费都不够用呢……

小心丈夫迷上赌博和手机游戏

这种情况也很常见。如果丈夫花钱如流水，那当妻子的就得搞清他把钱花在了什么地方。要是丈夫花了很多钱买香烟，那就得关心一下他的健康状况了。不过这种丈夫还不至于无药可救，劝一劝兴许会浪子回头。

要是丈夫迷上了赌博，问题可就严重了。最可怕的是，夫妻中的一方迷上了老虎机，瞒着伴侣向高利贷借了好几百万。我在接待病人的过程中发现，患有抑郁症或焦虑症等心理疾病的人很容易并发赌博依赖症。普通人没法在吵闹的弹珠机店待太久。但不可思议的是，有心理疾病的人反而喜欢比较吵闹的环境，看着小钢珠滚来滚去也能让他们放松下来。而且赌赢时，他们会产生强烈的亢奋感，一来二去，就很容易上瘾。

而年轻人更容易迷上手机游戏。虽然手机游戏不太会让人债台高筑，可丈夫要是在一家人吃饭的时候拿着手机不放，妻子也会烦躁不已。

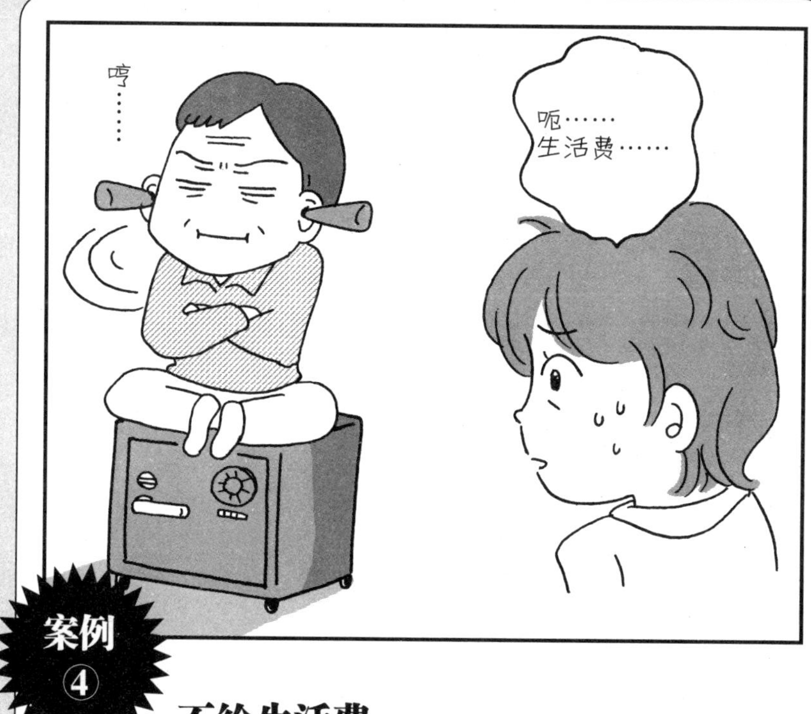

案例④ 不给生活费

有一阵子，我老公一直不肯给我生活费，我只能出去借钱。当时我真的动了离婚的念头。收入都是他在管，我只能靠他给的那点生活费过日子。而且我老公是那种有多少花多少的人。等他退休了，这日子要怎么过啊？我都快担心死了。

妻子必须采取强硬手段改变现状

丈夫不给全职主妇生活费，这可是生死攸关的大事。遇到这种情况，妻子们必须采取强硬手段。可以暗示丈夫“不给钱就离婚”，或是找丈夫的上司商量一下，将财政大权牢牢握在自己手中。

除此之外，丈夫不和妻子商量一下就买了大件，这也是夫妻矛盾的一大起因。

比如，丈夫擅自用奖金买了车，可妻子本想用这笔钱还房贷，或是存起来给孩子付学费。所以到了关键时刻，妻子就拿不出钱了。这时，要是丈夫火上浇油道，“都怪你平时不会精打细算”“都怪你平时乱花钱”，就会演变成一场家庭大战。

如果您的丈夫喜欢浪费钱，那您必须和他坐下来好好谈一谈，制定一套花钱的规矩，比如“买超过多少元的东西，必须和对方商量”等。如此一来，就能有效防止因丈夫的挥霍而引起夫妻矛盾。

三成妻子因金钱纠纷动过离婚的念头

金钱问题是夫妻吵架的一大主题。某网站上列出的“挑起夫妻大战的一句话”排行榜十分耐人寻味。请看榜单的详细内容。

最让妻子冒火的10句话

第1位：全职主妇就是轻松

第2位：你吃我的穿我的

第3位：我要忙工作好吗？

第4位：教育孩子是你的事情

第5位：我比你更累

第6位：我妈做的菜比你好吃

第7位：既然你天天在家，就给我把家务干好

第8位：你可真不懂得察言观色

第9位：我工作忙着呢

第10位：就这点菜啊？

最让丈夫冒火的10句话

第1位：××太太的老公赚得可多了

第2位：为什么你的工资一直不涨啊？

第3位：××太太的老公总是穿得整整齐齐的

第4位：我比你更累

第5位：你可真不懂得察言观色

第6位：男人不用干家务真开心

第7位：我也在工作好吗？

第8位：你有没有在好好工作啊？

第9位：又出去喝酒啊？

第10位：教育孩子是你的事情

通过这张榜单，我们可以看出：**丈夫们认为“是我在赚钱养家”，要是妻子伤到了他们的自尊心，他们便会勃然大怒。而妻子最厌烦的就是这种高高在上的态度。**

有一项针对全国900位已婚人士进行的夫妻钱包调查结果显示，遇到过金钱纠纷的夫妻足有56.2%之多，而经历过这类纠纷的妻子中，有三成动过离婚的念头。由此可见，金钱纠纷不仅是吵架的导火索，更是让妻子们动离婚念头的大危机。

那么，我们该如何防止与金钱有关的纠纷呢？让我给大家开一剂处方吧。

就算丈夫买了昂贵的高尔夫球杆回来，也得睁一只眼闭一只眼

每个家庭的管账方法都不一样。有的家庭采取的是妻子管钱，每个月给丈夫零花钱的方法；而有的家庭是由丈夫管钱，每个月给妻子一定的生活费或零花钱。除此之外，还有些家庭是夫妻各管各的钱，从各自的收入中拿一部分出来公用。

不过，每个月的水电煤、餐费和各种鸡毛蒜皮的支出一般是妻子了解得更清楚一些，所以我觉得还是妻子管账更合适。只要让妻子掌握财政大权，每个月发零花钱给丈夫，就能有效避免丈夫不给零花钱的问题了。

再讲讲零花钱的问题。所谓零花钱，就是能自由支配的钱。每个人都会买一些在他人看来无异于浪费钱的玩意儿。但对花钱的人来说，这件东西是必不可缺的。要是有人对您买什么东西横加干涉，您肯定会觉得很不爽吧？所以我们最好不要去干涉伴侣，既然是零花钱，就让他（她）随便花好

了。如此一来，就能有效防止夫妻间的无谓争吵。

请大家牢记：男人跟女人会在不同的地方花钱。之前提到的夫妻钱包调查还体现了两性的金钱观。一看调查结果便知，男人和女人对浪费的定义是截然不同的。

您最看不惯伴侣把钱花在哪儿?

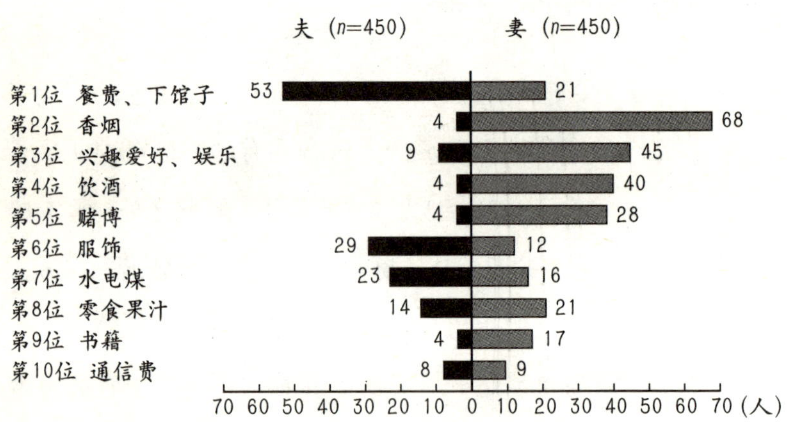

丈夫觉得妻子在饮食、服饰上花钱太多，而妻子则觉得丈夫不该在香烟、娱乐、饮酒、赌博上花太多钱。

调查结果显示，许多妻子认为丈夫不该在兴趣爱好与娱乐活动上花钱。但男人生来如此，一点儿办法都没有。

高尔夫、摄影、下棋、钓鱼……男人喜欢的东西，大多与竞争有关。斗争性是男人的天性，所以他们喜欢那种能满足竞争欲的娱乐活动。要让自己胜人一筹，自然要在装备上砸钱。女性朋友们可能会觉得，买那么贵的高尔夫球杆没有什么用，球技又不会突飞猛进。可是，如果您家的经济状况还算宽裕，那就让他花去吧。

再来看看男人们是怎么想的。丈夫们总觉得妻子们不该在穿着打扮上花那么多钱。女性朋友们是不是很不服气？其实夫妻双方可以各退一步，妻子允许丈夫在兴趣爱好上花钱，丈夫也别指责妻子买新衣服，这样不就天下太平了吗？

虽说我们最好不要去干涉伴侣零花钱的支配，可这话也不绝对。要是您的另一半迷上了赌博，就得格外小心了。

给大家举个例子，今年45岁的D先生觉得打老虎机有助于缓解压力，渐渐地，他的赌瘾越来越大，居然瞒着妻子借了不少高利贷。快到还款日的时候，他就会出现心悸、盗汗等症状，还会把气撒在妻子身上。纸包不住火，某天，D太太终于知道了丈夫的小秘密，大受打击。从那以后，D太太的血压不断上升，精神状态也很不稳定。

好在D先生迷途知返，接受了心理治疗。慢慢地，他不再那么焦虑了，赌瘾也没那么大了。他开始发现，游戏机厅很吵，自然而然就不往那种地方跑了。D先生一好转，D太太的失眠也跟着好起来了，连血压都稳住了。

D太太的夫源病，皆因D先生的赌瘾而起。要是您发现自己的丈夫一在家就坐立不安，稍微打听下他的零花钱是怎么花的，他就勃然大怒，那您就得多留个心眼了，兴许他是迷上了赌博。有赌瘾的人多伴有焦虑症等心理问题。要是您瞧出了端倪，请您立刻带着丈夫去专科就诊。

妻子外出工作赚钱有利于身心健康，也能提高家庭收入

要我说，要避免与金钱有关的纠纷，最好的办法莫过于妻子自己也外出赚钱。

对全职主妇而言，外出工作可谓益处多多。

益处之一：家中多了一项收入。就算丈夫的工资再高，也有可能突然被公司裁掉，或是突然病倒。要是妻子有一定的收入，就能避免家庭财政危机了。

益处之二：能多出一笔可以自由支配的钱。有很多家庭采取的是“丈夫管账，每月发生活费给妻子”的制度。要是妻子自己有些收入，就能补贴家用，顺便给自己赚点零花钱了。有能够自由支配的钱，也能让妻子们的心态变得更从容。

益处之三：能在家庭以外的地方找到自己的容身之地和人生意义。许多女性朋友会在孩子自立门户之后迷失自我，陷入抑郁状态。这就是所谓的“空巢症候群”（详见第六

章）。要预防这种心理疾病，就得在孩子独立之前，找一个能让自己倾注激情的地方。出门工作，正是找到人生意义的好方法。

益处之四：出门工作有助于加深对丈夫的理解。其实赚钱养家还是挺辛苦的，妻子只有亲自出门工作，才会体会到丈夫的艰辛与隐忍。如此一来，夫妻之间的关系兴许会变得更加和睦。

益处之五：有了工作，就能抬头挺胸地告诉丈夫“我也要工作，所以你得帮我分担点家务”。我认为，男主外女主内的分工制度，会造成各种各样的矛盾，而这种制度也是夫源病的一大温床。要是妻子既干家务又工作，那丈夫也就该分担一些家务活。有了工作，妻子的腰板就硬了；而丈夫参与家务后，也会体会到妻子的辛苦，对妻子更加体贴。

在治疗患上夫源病的全职主妇时，我常会建议病人不妨去找份工作干干。当然，我一般会在病人的症状有所好转之后提出这条建议。无奈这类病人的丈夫往往很自负，他们认定“我赚的钱足够养活一家子了”，便会对妻子外出工作坚决反对。这也是因为他们太爱面子，又怕妻子撼动自己顶梁柱的地位吧。**他们会说：“我们家又不缺钱。”，甚至斥责妻子：“你打算去工作单位养小白脸吗？”话说到这个份儿上，简直就是故意找茬。**

就算丈夫不同意，妻子也不能退缩。大家可以用比较婉转、不会伤到丈夫自尊心的说法，比如“我想为社会做点贡献”“我想看看自己有多少能力”“是医生让我去工作的，这也是治疗的一个环节”等。只要妻子有恒心，有毅力，就很有可能让丈夫点头。

第五章

夫源病的导火索——家务

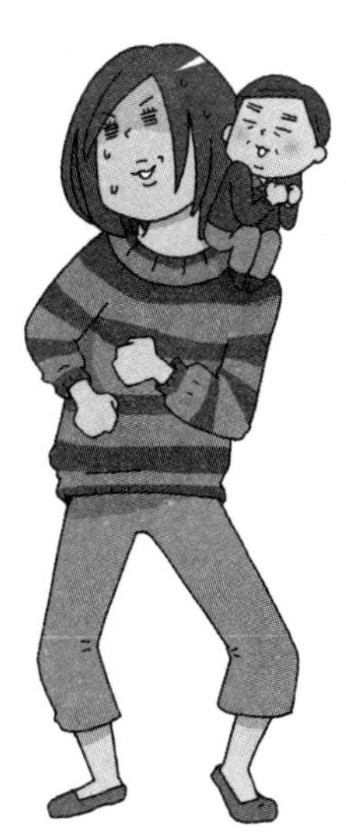

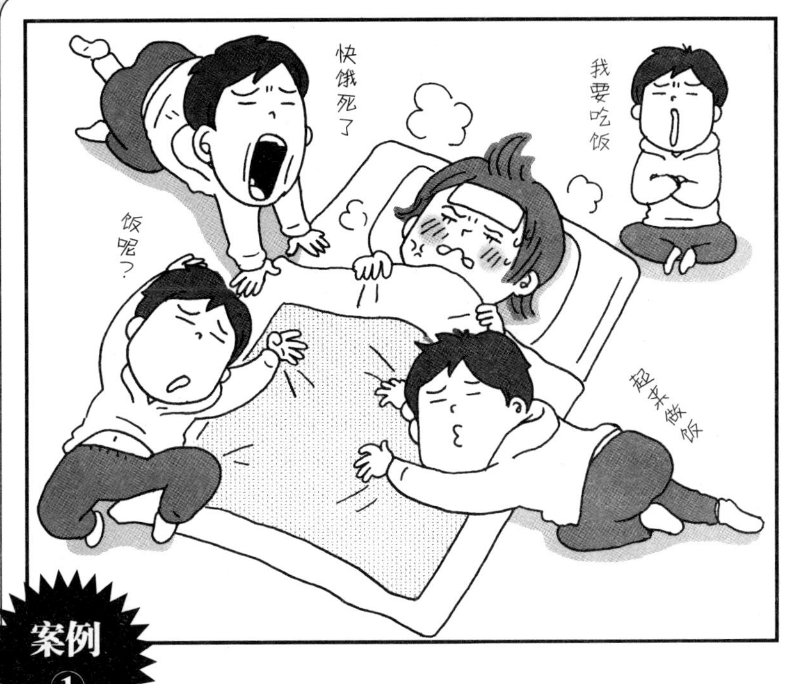

案例①

我发高烧卧病在床，他却追着我问“饭呢？”

有一次我发烧发到40℃，可我老公居然追着我问“饭呢？”，我心都寒透了。敢情他担心的不是我，而是自己的肚子啊！我平时不让他干家务，可我都病成这样了，就不能让我休息一天吗？不就是吃顿饭吗？出去吃，或者叫个外卖也是可以的呀……

不让丈夫干家务的妻子也有责任

不愿干家务的丈夫可以分成两类。一类是完全不会干家务，连饭都不会做的丈夫。另一类则是认定妻子就算生病了也得干家务的丈夫。如果是前者，那就只能用“废物”来形容了；如果是后者，我只能说他太不懂得体贴人了。我认为案例中的丈夫属于后者，但他本人恐怕并不觉得自己不够体贴。因为他只是跟平时一样问了句“饭呢”而已。可就是这一句话，让他的妻子火冒三丈。

啥都不会干的丈夫可不行，万一妻子出了点事，他可怎么照顾自己啊？还请各位女性朋友好好调教自己的丈夫，至少要让他们有点自理能力。常有女性朋友抱怨“我老公离了我就什么都干不了”，可“干不了”与“不干”是有天壤之别的。其实，丈夫什么家务都不会干，妻子也有不可推卸的责任。所以大家一定要教会丈夫做最基本的饭菜，还要告诉他们要怎么用洗衣机，怎么打扫卫生，如此一来，就算妻子突然病倒，家里也不会乱成一锅粥了。

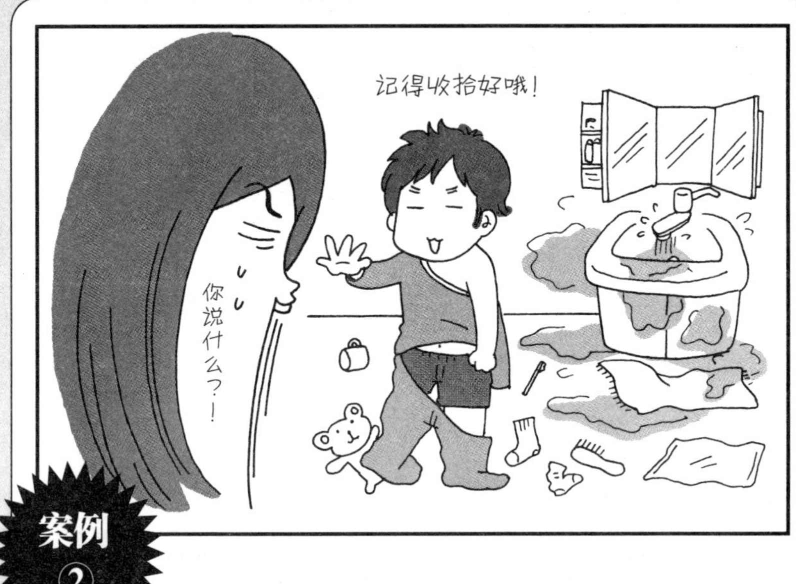

案例②

洗脸台上都是水，脱下的衣服到处乱丢

我老公一点儿都不会收拾东西，搞得我特别烦躁。他不会把用过的东西放回原处，脱下来的衣服也是随手一丢。他用过的洗脸台就跟闹了水灾似的，把马桶弄脏了也不知道去擦。连三岁小朋友都知道要把用过的餐具放进水池呢……这已经不是马虎不马虎的问题了，他就是觉得这些事就该扔给我干，气死人了！

跟他发火也没用

脱下来的衣服随手乱丢，裤子摊得到处都是……其实这些丈夫在外面绝不会这么放肆。他们住酒店的时候，也会把用过的毛巾归整好，还会将掉在地上的床罩捡起来放好呢。

换言之，在这类丈夫眼中，妻子的地位还不如保姆。他们不是马虎，而是瞧不起自己的妻子。见丈夫摆出这种态度，妻子自然窝火。久而久之，妻子的烦躁与愤怒便会转变为心寒——她们会愈发讨厌自己的丈夫。

然而，这类丈夫岂能体察到妻子的心思。他们觉得自己的行为没什么大不了的，觉得妻子理应收拾好他们脱下的衣服。要是帮他们收拾的是别人，他们还会说一句“谢谢”或“不好意思”，可对于妻子，他们却连一句感激的话都懒得说。对这种丈夫发火也是徒劳，不如重新制定家规，让丈夫意识到妻子帮自己干活之后要说“谢谢”，这样才有可能改变他的观念和行为。

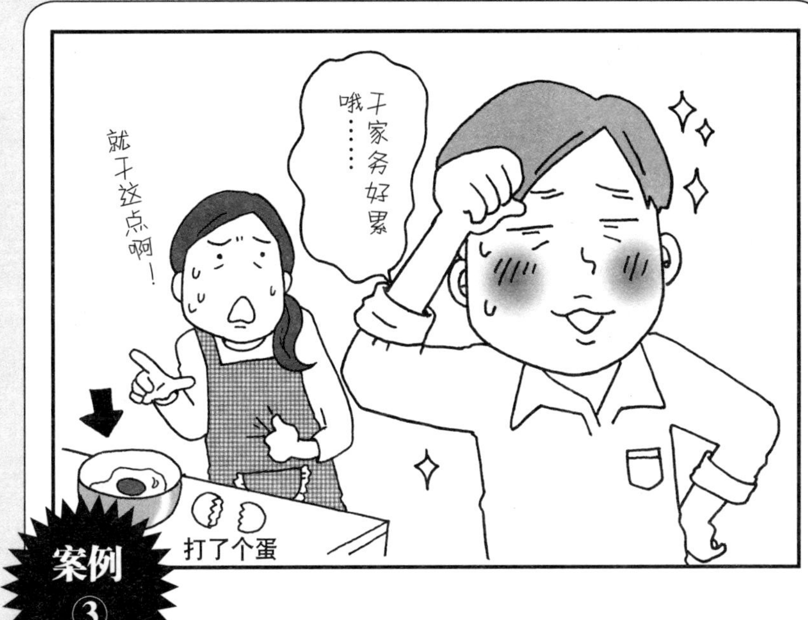

案例③

趾高气扬地说“我也干了家务”

我老公偶尔会做点菜，或者打扫打扫卫生，但我宁可他不帮忙。有一次他跟我说：“我帮你打扫了厕所。”我跑过去一看，他只是用湿巾擦了擦马桶圈而已。他一做饭，厨房就会一团乱，可他倒好，撂下一句“做菜好累”就跑了，留下一堆烂摊子让我收拾。而且他还会跟周围人炫耀“我也干家务的”，搞得我气不打一处来。

只在闲着无聊的时候干家务的丈夫最要命

那些号称自己会干家务的丈夫，也许比什么家务都不干的丈夫更让人来气。案例中的这位丈夫就是如此，他只在自己心血来潮的时候随便干点家务，干得还不怎么样，这样只会增加妻子的工作量。可他越是这样，就越是喜欢跟周围人炫耀“我也干了家务”，于是大家都会误以为他是个好丈夫。久而久之，妻子当然苦不堪言。

遇到这种情况，我建议大家可以明确指派一项任务给丈夫，比如让他负责每天打扫浴室。如此一来，丈夫就不会心血来潮了。就算他再累，醉得再不省人事，该他干的家务活还是得让他干。工作忙不忙，跟干不干家务没有关系，千万别让丈夫用工作忙当借口。

我家就是双职工家庭，所以我家的家务也是分工完成的。许多丈夫是有空就帮帮忙，没空拉倒，可这种态度万万要不得。要向周围人炫耀“我也会干家务”，就得尽到自己的义务，别让妻子收拾烂摊子。

去接电话！
打扫卫生！
快点啊！
你当我是遥控玩具啊！

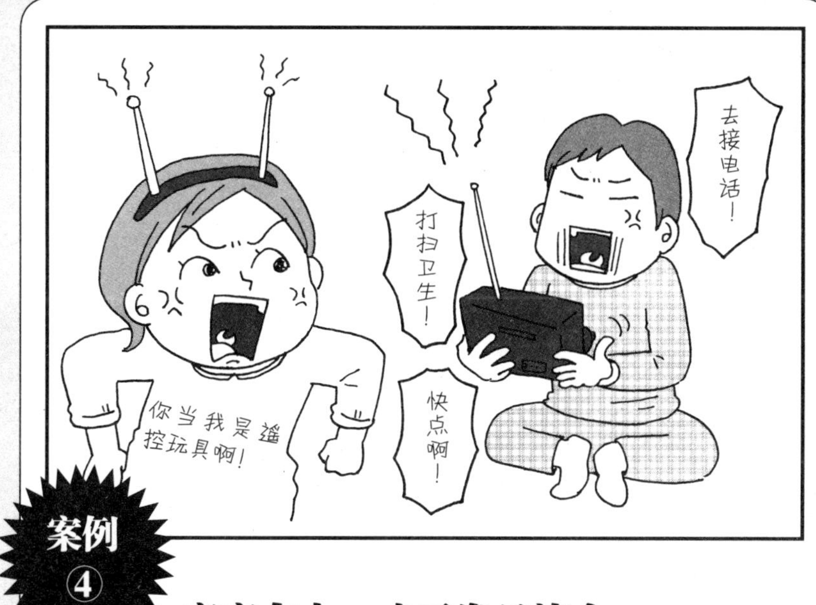

案例④

高高在上，成天发号施令

他在家一坐下就不挪窝了，成天对我发号施令。电话就在他面前，可电话一响，他还是会气呼呼地叫我去接电话。地上有垃圾，他就会命令我马上打扫干净。我都快忙死了，可他还是自说自话。我要是不立刻照办，他就会对我大吼大叫。只要他在家，我就提心吊胆。

退休后最容易惹人嫌的类型

许多中老年男性朋友会成为这种类型的丈夫。因为他们在公司有部下可以使唤，接个电话、复印个东西之类的事情都有部下与秘书代劳。一旦习惯了对别人呼来喝去，他们就会把家当成第二个工作单位，下意识地向家人发号施令：“喂，拿咖啡来！”“电话在响！”……

要是家人不照办，他们还会大吼大叫。被他们当部下看待的家人怎么可能受得了？我认为，碰到爱使唤人的丈夫，妻子大可带领孩子们“罢工”，好好挫挫他的锐气。

这种丈夫一旦退休，日子就难过了。因为人一退休，在公司的头衔就不管用了，他们必须以一个普通人的身份和别人打交道。

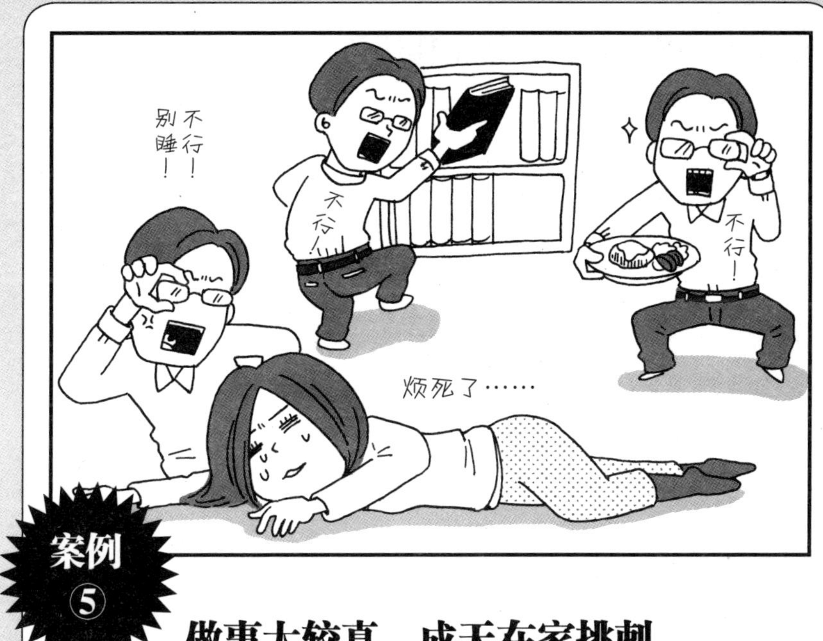

案例⑤ 做事太较真，成天在家挑刺

我老公特别较真。我怎么晾衣服他要管，我把东西放在哪儿他也要管。反正无论我干什么，他都能挑出点毛病来。他每天都要把冰箱里的东西检查一遍，还规定那些马上要过期的食物要怎么用。我打扫得再仔细，他也能从鸡蛋里挑出骨头来。我一想到他退休后会成天待在家里就觉得毛骨悚然。

把家务交给他，让他干个痛快

有些丈夫就跟欺负媳妇的小姑子似的，对妻子的家务活吹毛求疵，搞得妻子很是郁闷。丈夫横加干涉，妻子就无法按自己的节奏干家务了。久而久之，妻子便会烦躁不已，压力山大。

这种丈夫最可气的地方在于，他们是君子动口不动手——只会指挥妻子而自己从不动手干家务。女性朋友们大可分一部分家务给他，让他干个痛快。再定一条规矩：不对对方的责任区指指点点。如此一来，家里就能太平不少了。

有的妻子说："我让他干家务来着，可他干着干着就不想干了。"之所以会出现这种情况，是因为妻子对丈夫干家务活横加干涉，搞得丈夫没了干劲。妻子是干家务的专家，可丈夫没什么经验，做得自然不好。这时，当妻子的千万不要横加指责，而要摆正心态，多多表扬丈夫。妻子们可以先把家务活的基本做法教给丈夫，然后再告诉他们这种家务需要多久做一次，剩下的嘛，就让他们自由发挥好了。

被丈夫当保姆使唤的妻子，随时都有可能病倒

准备三餐，打扫卫生，洗衣收拾……这就是家庭主妇的日常生活。她们虽然在工作，却拿不到工资，也没有双休日。只要生活还在继续，她们就得日复一日地干活。她们也会感叹："这真是一份没有回报的工作啊！"但大多数主妇还是会为了家人，兢兢业业地完成每天的家务活。

为什么家务活会成为夫源病的导火索呢？因为**某些丈夫只看不帮忙，认为妻子干家务是理所当然的，或是觉得在外面工作的自己比妻子了不起。**

这种类型的丈夫认定，家务活就该由妻子干，所以他们从不会说"谢谢"，心中也没有对妻子的感激之情。

不仅如此，还有案例②中的那种把东西到处乱扔，让妻子收拾残局的丈夫，以及案例④中的那种高高在上、喜欢发号施令的丈夫。"我连保姆都不如啊。"他们的妻子自会倍感受伤，郁闷不已。

见丈夫把自己当保姆使唤，妻子的身体就有可能出现异常。下面就是我接触过的一个病例。

某个星期天，45岁的主妇E太太正在屋外晾衣服。就在这时，E先生不停地喊道："喂！喂！"E太太还以为丈夫出了什么事，赶忙冲回客厅，只见丈夫正躺在沙发上看电视。见E太太回来了，他便说道："把遥控器拿来。"E太太定睛一看，却发现遥控器就在桌上，只要丈夫坐起身就能够得着。"你就为了这点小事特地把我叫过来？"E太太怒不可遏。突然，她出现了呼吸困难的症状，当场晕倒。

E太太被救护车送往医院。她接受了各种各样的检查，可医生惊讶地发现，她的大脑和心脏完全正常。救护车赶到她家时，她的血压竟超过了250mmHg，但她一到医院，血压就降到了120mmHg，在正常范围内。

医生就此断定，E太太是因为压力导致的暂时性高血压晕倒的，就让她住院观察了一晚上，之后就让她出院了。这位E太太得的就是急性夫源病。

认真老实、会干家务的热心肠丈夫也很危险

甩手掌柜固然气人，可认真老实、会干家务的热心肠丈夫也会给妻子带来莫大的压力，让她们患上夫源病。再给大家介绍一个病例吧。

今年52岁的全职主妇F太太从3年前开始频繁出现头晕、潮红等症状。妇产科医师认为她有更年期综合征，就给她开了些雌激素，可她的症状不仅没有好转，反而愈演愈烈。头晕特别严重的时候，她甚至起不了床，只能终日卧床休息。

她的丈夫F先生比她大3岁。见妻子非常痛苦，没法干家务，F先生就挑起了干家务的大梁，又是洗衣又是打扫卫生，整天都很忙。F先生做事认真，又有点神经质，不把家里收拾得干干净净就浑身不舒服。见F先生下班回家之后还要拖着疲惫的身体干家务，F太太很是内疚："唉，老公这么忙还要干家务活，我真是太对不起他了……"

屋漏偏逢连夜雨，没过多久，连F先生都患上了抑郁症，

只能停职在家休养。F太太的更年期综合征原本已经好转，可丈夫一回家，她的症状便再次恶化，剧烈的心悸与头痛频频袭来。她也去医院做过检查，却没查出个所以然来。医生告诉她："你得的就是更年期综合征。"又给她开了点中药。

后来，F太太陪着丈夫一起来到了我的男性更年期门诊。见F太太一脸疲惫，我便提议道："F太太，您要不要也接受一下治疗？"几天后，F太太独自来到了门诊。我一打听，才知道她浑身无力，成天懒洋洋的，有明显的抑郁症状。她总是处于一种自责的情绪中："老公生病了，我该好好照顾他才是，可我却是这副样子……"

我跟她聊了一会儿，安抚了一下她的情绪，随后问道："您对F先生有什么不满意的地方吗？"她回答道："婚后我老公经常帮我干家务，可他越是这样，我的压力就越大。后来我的身体变差了，没法干家务了，他虽然帮我扛了下来，但我心里不好受啊。最近他只能在家疗养，一看到家里乱糟糟的，他就会皱起眉头，还会对我干的家务指指点点，一会儿问我'衣服晾了没有'，一会儿问我'饭做了没有'，我都快累死了……"我连忙安慰道："您也不容易啊。"话音刚落，她便泪如泉涌，发泄多年的郁闷心情。

我对她进行了两个月左右的治疗。待夫妻双方的身体情况有所好转后，我就对F太太提议道："下次不如带上F先生一起来，对他发泄发泄您的不满吧。”

几天后，夫妻俩如约而至。见平时总是一言不发坐在旁边的F太太竟滔滔不绝地抱怨起来，F先生瞠目结舌。听着听着，他也开始反驳了。两人在诊疗室里小吵了一架。但我只是默默看着，没有劝架。这就是我所提倡的“小吵架”疗法（详见第八章）。我的目的是让F太太练习一下发泄不满的方法，看来她已经学会毫不客气地抱怨了。

从那以后，F夫妇回家后也会频频吵架了。但他们的症状也在不断好转，渐渐摆脱了药物。如今，F先生回到了工作岗位，而F太太办了张健身房的卡，结交了许多新朋友，每天都过得很充实。夫妻俩有什么不开心的都会向对方提出来，不把压力憋在心里，病自然好得快。F太太还向我汇报了他们的现状：“现在虽然我们经常吵架，但我越来越能理解他的想法了。”

F太太是一个非常认真老实的人，干家务时从不偷懒，对丈夫有什么意见也不敢说，总是憋着。要是因为身体原因无法干家务，她就会非常自责。久而久之，压力就会将她压垮。这类人必须告诉自己：“累了就偷偷懒吧，没关系的。”

最好的办法是夫妻双方分工完成家务

那么，我们要如何防止家务引起的夫源病呢？很简单，让丈夫也干家务即可。

某研究所进行的第四次全国家庭动向调查（受访者为全国13000个家庭，公布于2010年）结果显示，在妻子当全职主妇的家庭中，近三成丈夫完全不干家务。即便是在妻子有全职工作的双职工家庭，也有1/6的丈夫将家务完全推给妻子。

会帮妻子干家务的丈夫不是没有，但他们负担的家务非常少，由妻子完成80%以上家务活的家庭占到了所有受访者的八成之多。随着社会的发展，有越来越多的人认为丈夫也该干家务，但男主外、女主内依然是社会的主流。

有不少男性朋友到处炫耀“我经常帮老婆干家务”，可就是这个“帮”字，透露出了“家务不是我的分内事”的意思。这类丈夫认定，他没有干家务的责任——“家务就该是妻子做的。”**“我特地帮你做了家务，还不快叩谢圣**

恩。”——见丈夫摆出这种态度，妻子能不火冒三丈吗？

要让丈夫真正干家务，就不能指望他主动帮忙。妻子必须让丈夫明确自己的“包干区”。如果是双职工家庭，就更要执行分工制度了。夫妻双方都要完成自己分内的家务，要是有时间，再帮对方做一些，这种状态才是最理想的。

丈夫会帮您做什么家务?

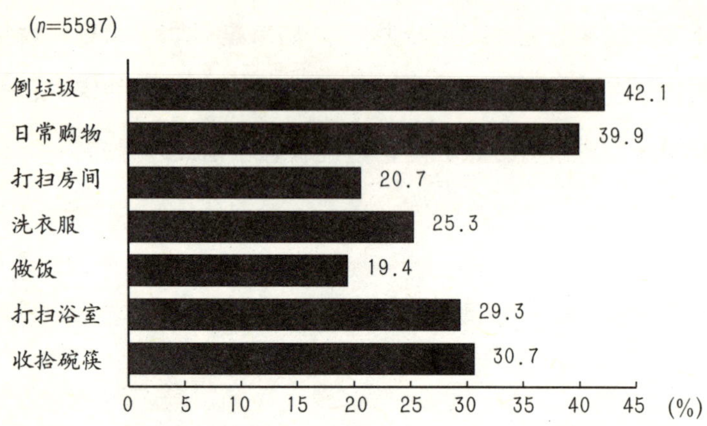

约四成丈夫会帮妻子倒垃圾或买东西，但会打扫房间和做饭的丈夫并不多。

我方才提到的第四次全国家庭动向调查还调查了“丈夫们会帮妻子干什么家务”（每周干1～2次）。结果显示，男人们最常干的家务分别是倒垃圾（42.1%）、日常购物（39.3%）与打扫浴室（29.3%）。大家可以参考这项调查结果，将最适合丈夫完成的家务活分配给他。

实不相瞒，我家的家务活就是由我和我妻子分工完成的。晚餐后洗碗刷盘、倒垃圾等家务就是我的工作。在我们家，想喝茶就自己泡，想吃什么就自己做，多么自在。

话虽如此，其实我刚结婚的时候也要过一阵子大男子主义。有一天，我让妻子帮我泡杯茶来，可她在忙其他事情，半天都没给我泡。我这人性子比较急，实在等得不耐烦了，就自个儿跑到厨房去了。这时我忽然意识到：何必干等她泡茶呢？我自己泡不是更快吗？自己动手丰衣足食嘛！

打那天起，我就不再抵触干家务这件事了。我妻子的工作也很忙，为了能让她多休息一会儿，我也开始积极参与到家务工作中。家务的辛苦和普通工作的辛苦还真不太一样。开始干家务之后，我更能理解全职主妇的辛酸了，治疗病人时也更加得心应手。

我和妻子有时会为家务争论几句，但争论也是沟通的手段之一。妻子的意见能让我茅塞顿开，眼前一亮：原来女人是这么看问题的啊！因此我们能通过争吵，加深对伴侣的理解。

双职工家庭的夫妻双方都有工作，从这个角度看，夫妻俩是完全平等的。将家务的重担全部压在妻子肩头，未免太不公平了。倒垃圾、洗碗刷盘这类简单的家务，完全可以交给丈夫负责。男同胞们只要干一干家务，自会理解妻子平时有多辛苦，感激之情油然而生，于是他们就会多疼爱妻子一些了。

有些全职主妇也许会有这样的担心："我平时天天在家，怎么好意思再让老公干家务啊？""我老公这么顽固，就算我开了口，他也不肯干的。"可是请大家仔细琢磨琢磨，要是丈夫一直“十指不沾阳春水”，那他就永远都无法理解干家务有多辛苦。**兴许他还会张口来一句：“全职主妇就是轻松。”“既然你在家，就给我好好干家务。”到时您很可能哑巴吃黄连——有苦说不出。**

再说，要是丈夫一点家务活都不会，一旦妻子病倒，日子不就没法过了吗？为了降低整个家庭的风险，也让丈夫具备一定的自理能力，至少要让他掌握烧菜、洗衣、打扫卫生的基本方法。

就算丈夫一百个不乐意，您也得想办法说服他。比如您可以这么说：“要是我有个万一，你什么都不会可怎么办啊！”至少得在他退休之前让他“出师”。他刚开始干家务的时候肯定会出各种状况，这时您可千万不要打击他的积极性。别忘了，好丈夫都是表扬出来的。否则，等他一退休，就会变成成天躺在家里无所事事的“大号垃圾”。

要是丈夫打死都不肯干家务，那就让他去吧，不过您可得跟他约法三章，让他别对您干的家务评头论足。毕竟，君子动口不动手才最让人窝火。

有意见，就自己动手干；不干活，就甭提意见。在我看来，让丈夫少说废话，保证自己的家务节奏，也是减压的诀窍之一。

第六章

夫源病的导火索——孩子

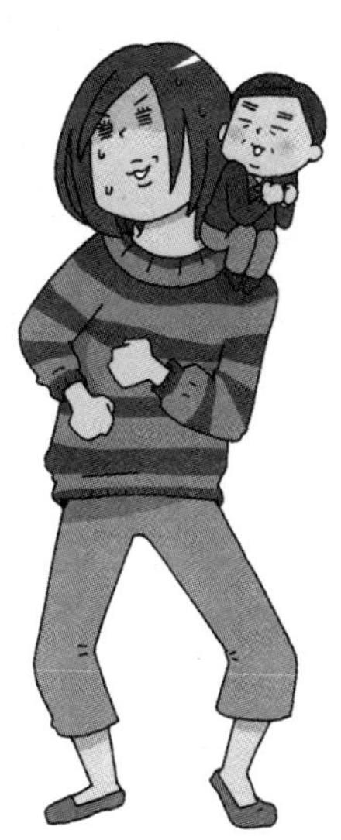

你们爷俩才一样呢……
?
你和你妈从前一个样。
呵呵
成绩单

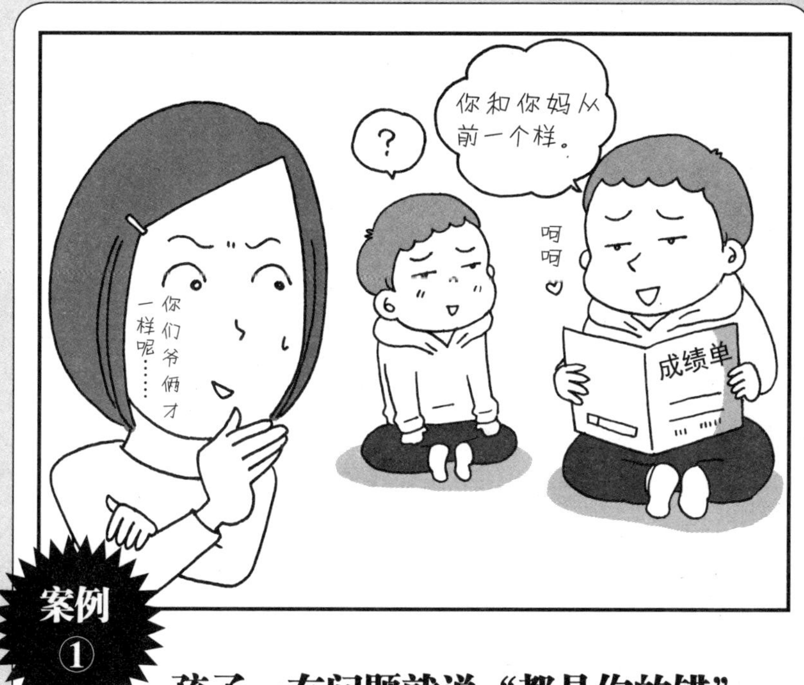

案例①

孩子一有问题就说“都是你的错”

孩子身材不好怪我，孩子学习不好也怪我。反正孩子有什么缺点，我老公都会说：“还不是因为他像你啊。”他总是忙工作，从来不顾家，一有空就扑在自己的兴趣爱好上，把照顾孩子的任务统统推给我。孩子一犯错误，他就不分青红皂白地骂我说：“都怪你没把孩子教好！”什么活都不干，就会动嘴皮子，真让人受不了！

丈夫最好别在子女教育一事上插嘴

我个人认为，当丈夫的最好不要多管子女教育的事。我见过许多不愿去上学的孩子，或是患上抑郁症的孩子。这些家庭的共同点就是，父亲太过严格，或是对孩子期望过高，搞得孩子不堪重负，最后出了问题。

还是让母亲负责教育为好。父亲只要当好母亲的后盾，让母亲能将精力集中在孩子身上即可。

不过，把教育的重责全部推给妻子，一出问题就指责妻子的丈夫是最惹人烦的。日子久了，妻子一定会憋出病来。孩子的教育出了问题，最好让妻子出面沟通，丈夫则负责安抚妻子，帮妻子出谋划策，不时听妻子唠叨抱怨两句——这种状态才最为理想。

要是孩子真惹了什么麻烦，丈夫也绝不能摆出一副“不关我事”的态度。教育孩子是夫妻双方的事，案例中的那句“都怪你没把孩子教好”是万万说不得的。

我也要我也要我也要！不对！
先给我先给我先给我……
咕咚咕咚……

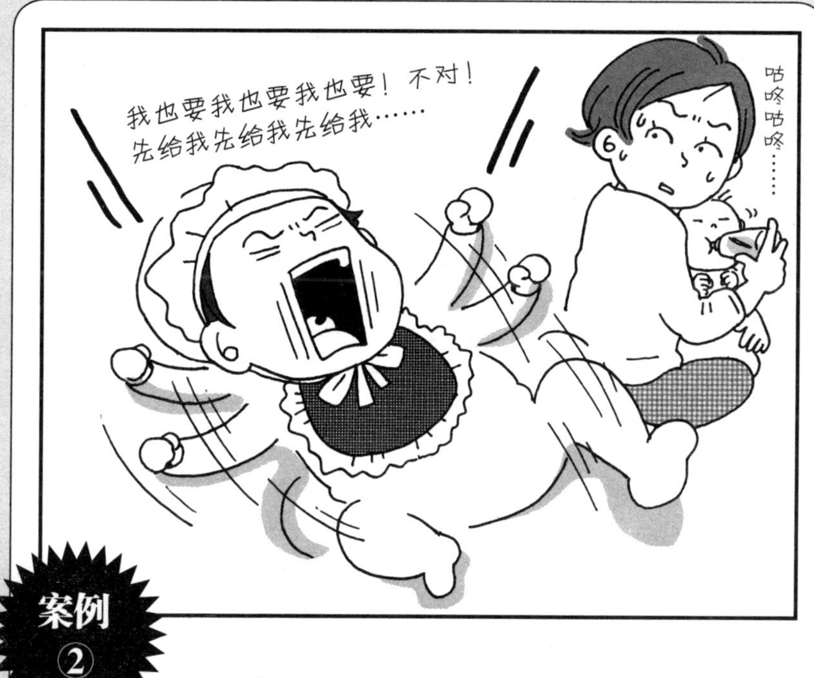

案例②

不把他放在第一位就发火

孩子一出生，我老公就开始成天耍小性子了。要是我顾着孩子不管他，他就大发脾气，简直烦死人了。我忙着给孩子喂奶、换尿布，他却追着我问："我的干净衣服在哪里？"你说烦人不烦人？

孩子出生后，丈夫的心理状态也不稳定

男人也有幼稚的一面。孩子一出世，他们便会提心吊胆，担心妻子会被孩子“抢走”。所以许多丈夫会在孩子降生后“返老还童”，成天黏着妻子，或是耍小性子。各位女性朋友就当是多了个儿子，别把他们当回事就成了。

分娩前后的女性常会出现各种身心不适，这是内分泌紊乱引起的普遍现象。但是会心理失衡的不光是女人，男人的心理状态也会在这一时期摇摆不定。某些女性会在分娩后陷入抑郁状态，即患上产后抑郁症，而男人也会得这种病。其病因正是初为人父的压力与不安。

刚生过孩子的女性需要喂奶，所以体内的雌激素水平较低，再加上带孩子的疲劳，性致自然不高。但丈夫的性欲并没有变化，于是夫妻的性生活就很容易出问题。孩子的到来会改变夫妻之间的关系，一个不小心，便会埋下夫源病的病根。

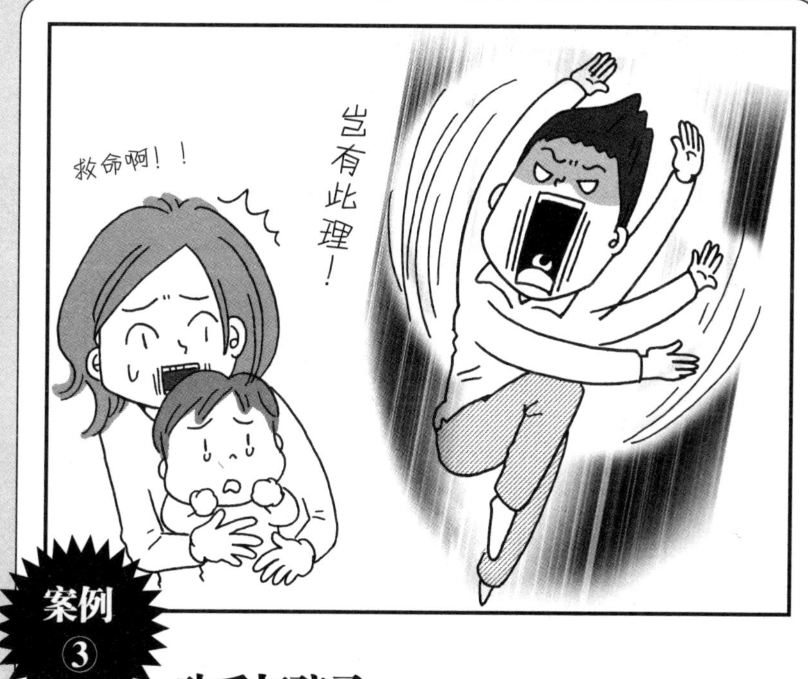

案例③ 动手打孩子

我老公喜怒无常，搞得我总是提心吊胆。他一碰到不顺心的事情，就会拿孩子撒气，也不顾别人到底是怎么想的。他总是打骂孩子，吓唬孩子，孩子都被他吓坏了，我真希望他能改改。

立刻咨询医生和其他方面的专家

孩子犯了错误，当家长的自然要严格教育。然而，我们绝不能像案例中的父亲那样，为了撒气动手打孩子。这种棍棒式教育对孩子的身心发展有负面影响。

这个案例中的父亲想必有某种心理问题。他在工作中积攒了许多压力，又无法调整自己的心态，所以回到家后才会找孩子发泄。

遇到这种情况，妻子绝不能听之任之，因为丈夫的情况只会不断恶化，久而久之，对孩子施暴就会变为常态。无论是长期被父亲拳打脚踢的孩子，还是看着孩子挨打的妻子，都会倍感压力，伤心不已。如果您的丈夫也是如此，还是尽快咨询心理医生和其他方面的专家为好。

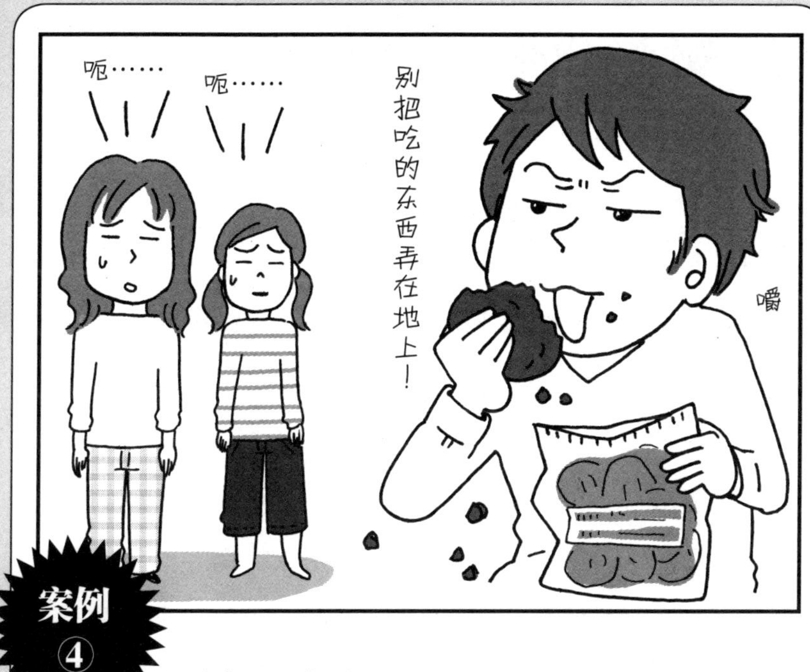

案例④

不会以身作则

我跟老公认真讨论过子女教育方针的问题。他当时满口答应，可他做的事却跟我们讨论好的南辕北辙。比如，他总是口头教育孩子用过的东西要放回原处，但他自己从来不把东西收拾好。不会以身作则的父亲要来干吗？我都快气死了。

不要被世人心目中的好父母标准所束缚

这样的父亲就是典型的反面教材。妻子会心烦意乱也是人之常情，但我觉得这样的邋遢老公也挺好的。要是父母都特别完美，也要求孩子事事做到一百分，孩子肯定会过得特别憋屈。如果孩子既能看到父母的优点，又能接触到父母的缺点，他们便会意识到“我的父母也没那么了不起”，这样的孩子才不容易出问题。

我更担心那些被世人心目中的好父母形象束缚的妻子。她们会过度要求自己向所谓的好妈妈形象靠拢。她们自身在朝这个目标不断努力的同时，也会严格要求自己的丈夫。然而，丈夫的表现总是不尽如人意，这就导致妻子们总是活在失望之中。日子久了，她们便会倍感烦躁，看自己的丈夫不顺眼。

各位女性朋友，其实世界上本没有什么完美的父母。不要对丈夫与孩子有过高的、不切实际的期望，如此一来，您才能过得更轻松，您的孩子才能更茁壮成长。

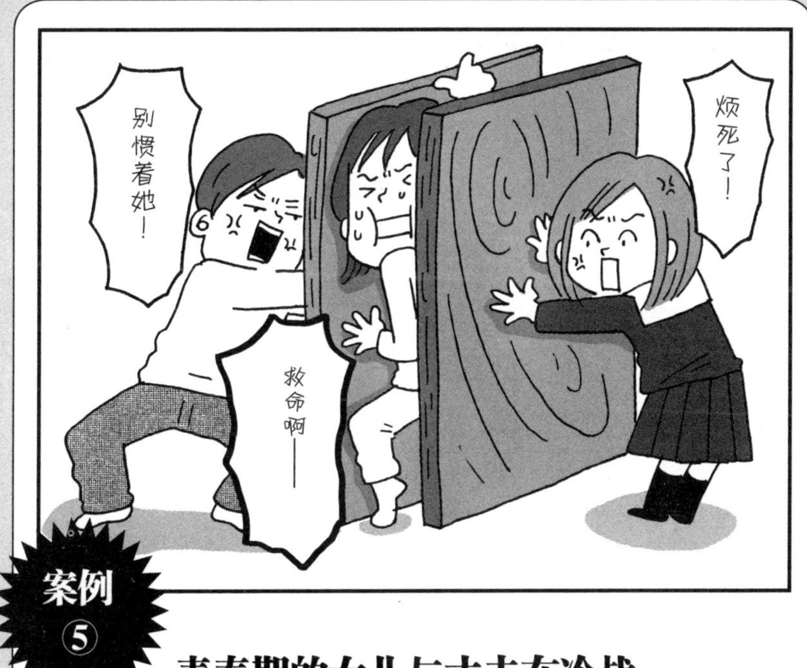

案例⑤

青春期的女儿与丈夫在冷战，我夹在中间左右为难

我的女儿正值青春期，成天跟我老公冷战。双方针锋相对，还把我扯了进去。女儿张口就抱怨："爸爸烦死了！"老公则埋怨我说："都怪你没把孩子教好。""都怪你老惯着她。"我夹在他们中间，左右为难。老公成天为女儿的事情唠叨，听久了，我就浑身不舒服。

孩子在青春期越叛逆越好

青春期的女儿都会觉得父亲很烦人。每个人都有叛逆期。青春期是从孩子成长为大人的关键时期，这一时期的青少年的心理状态不太稳定，常常惹是生非。孩子会与家长起正面冲突，而家长也应该理解孩子心中的烦躁与不安。

其实，叛逆期并不会持续太久。大家只要回忆一下自己的青少年时代就知道了。最近有不少没有经历过叛逆期的孩子，他们一直是所谓的好孩子，没给父母添过麻烦，可长大成人之后却犯了大事，这是为什么呢？因为他们从小就很在意周围人的眼光，总在扮演好孩子的角色，搞得自己疲惫不堪。突然有一天，他们的压力超过了临界点，于是就摇身一变，成了坏孩子。从这个角度看，孩子在青春期叛逆一点反而是好事。当父母的只要熬过这段时期就好了，所以大家大可放宽了心。

要是您的丈夫跟您抱怨女儿的种种“恶行”，您也可以劝他一句：“青春期的女孩就是这样的，过两年就好了，到时候，她就又是我们的小棉袄了。”

别指望丈夫会帮你带孩子

从孩子出生的那一刻，到他（她）长大成人，足有20年的漫长岁月[1]。在养育子女的过程中，有三个夫妻关系敏感期：一个是孩子上小学前的婴幼儿期，一个是青春期，一个则是孩子自立门户的时候。

先讲讲婴幼儿期。**近年来，在孩子出生后看丈夫不顺眼的厌夫妈妈越来越多了。**见丈夫不肯帮忙带孩子，又不理解为人母的辛酸，妻子便会烦躁不已，对丈夫逐渐产生厌恶感。

要我说，男人本就不是擅长带孩子的生物。女人有雌激素护体，能顶住育儿的压力，就算半夜起来给孩子喂奶，女人们也能扛住，男人可就做不到了。所以指望丈夫帮忙带孩子未免有些强人所难。跟我同龄的男性朋友们大多没带过孩子，这也是自然规律的体现。

[1] 译者注：日本20岁为成年。

您（您的丈夫）是“奶爸”吗？

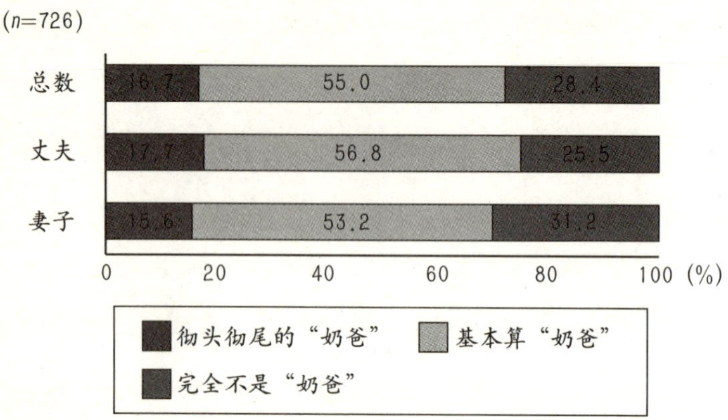

在针对育有学龄前儿童的年轻夫妻的调查中，有71.7%的受访者回答自己（或丈夫）是“彻头彻尾的奶爸”或“基本算奶爸”。

近年来社会上掀起了一股“奶爸”风潮。电视与杂志也大肆宣传：现在的男人都会主动帮忙带孩子。

在面向726名育有学龄前儿童的已婚男女进行的“关于溺爱孩子·奶爸的意识调查”中，有71.7%的受访者回答自己（或丈夫）是“彻头彻尾的奶爸”或“基本算奶爸”。看到这类调查结果，想到那都是别人家的老公，妻子们便会十分消沉。更有甚者，会要求自己的丈夫朝这个方向努力。有些老公会心不甘情不愿地敷衍一下，有些则被世人心目中的好爸爸标准牵着鼻子走，只能日复一日扮演理想爸爸的角色。

20～49岁的新科爸爸要是勉强自己当“奶爸”，可能会让自己压力很大，弄巧成拙。毕竟这个年龄段的男人正值壮年，工作日总是很晚才回家，如果回家后还要带孩子，干家务，好不容易熬到双休日，还要陪着孩子去游乐园，长期下去，很可能会疲惫不堪。

我要奉劝正在带孩子的女性朋友们，千万不要把“奶爸”的幻想强加给自己的丈夫。幻想终究是幻想。期望越大，失望越大。过度的压力，也会把丈夫压垮。

丈夫的职责，就是好好工作，赚食物（工资）回来。他们不给忙着带孩子的妻子拖后腿就不错了。为了让妻子能将精力放在孩子上，当丈夫的应该为妻子准备好最理想的环境，肚子饿了就自己做饭，自己的衣服自己洗，有空再打扫打扫卫生，如此一来，才能成为妻子的坚强后盾。

当然，我的意思并不是让妻子独自完成养育孩子的重任。如果妻子的父母，尤其是父亲有空的话，那他就是帮忙带孩子的绝佳人选。新科妈妈的父母一般都刚退休，有足够的时间带孩子。

最近，“奶爷”一词大有后来居上之势。实不相瞒，我也是一位“奶爷”。我女儿没空的时候，我就会去托儿所接外孙回来，再陪他玩一会儿，直到我女儿回来为止。

因为我和女儿、女婿住得近，所以我女儿就把带孩子的任务交给了我。我起初也不太乐意，可在带孩子的过程中，我惊讶地发现——“祖孙档”还挺合拍的。祖父们从没带过孩子，每天发生的小事都异常新鲜，而且祖父们的体力也会比祖母好一些，有足够的精力陪孙子孙女玩耍。

正在生儿育女的年轻夫妇常会被世人心目中的好爸爸好妈妈标准所束缚，搞得自己倍感压力，近年来大众对育儿知识的渴求正体现出了这种趋势。有些妈妈只认死理，不照着育儿指南去做，就会搞得自己忧心忡忡：我的孩子会不会输在起跑线上啊？

这个世界上没有完美的父母，也没有完全正确的育儿方法。带孩子，也不必照本宣科。请大家放宽心，别把压力憋在心里，用自己的方法教育孩子即可。

丈夫过度参与，反而会让孩子拒绝上学

许多孩子在青春期出现了不愿上学、闭门不出、崇尚暴力等问题。孩子的问题会转化成父母的压力，导致父母患上抑郁症。许多夫妻选择了团结一致帮孩子解决问题的方法。但有些夫妻无法合理地排解压力，进而使夫妻关系出现裂痕。某些丈夫不太注意自己的言行，给妻子造成了莫大的压力。

孩子一出问题，就不分青红皂白地责怪妻子“都怪你没把孩子教好”，自己则当甩手掌柜这种丈夫固然不好，可那些对孩子的教育问题特别上心，不顾妻子的感受，全面参与教育工作的丈夫也会给妻子带去更沉重的负担。这样的丈夫，反而容易弄巧成拙。

我认为，妻子出面与孩子交谈，丈夫负责安抚妻子，听妻子发牢骚，才是最理想的状态。也许有读者会不服气：“孩子出了问题，父亲难道不应该出面教育一下吗？”可我觉得，**父亲们最好别多嘴，还是把教育孩子的工作交给母亲来**

完成为好。但请各位父亲多加注意，我并不是让你们两手一摊不管事儿。在这种状态下，妻子很可能会成为孩子的出气筒，而当丈夫的必须好好安慰妻子才行。

照理说，要治疗父母的心理问题，还得在孩子身上做文章。但孩子大多不愿来医院就诊，所以我只能开一些药，缓解父母的抑郁、焦虑与失眠症状，帮助他们尽量调整好心理状态。

其实孩子们的压力，大多源自父亲的严格教育以及父母对孩子的过高期望。所以父母只要调整一下教育方针，孩子不愿上学，在家中和父母冷战的情况就会有所好转。孩子那边稳住了，父母的压力自然烟消云散，这就形成了一个良性循环。只要不断努力，全家人定能携手并进，一起把问题解决好。

如何防止孩子自立门户之后的空巢症候群

45～55岁的妻子们正处于更年期，并且还会面临一大难题，那就是孩子自立门户。孩子考上大学，或是找到工作之后，就会离开父母的羽翼，独自生活，于是家里就只剩老夫老妻了。孩子独立了，妻子定是松了口气，可是一看到家里空荡荡的，冷清与空虚感便会如潮水般涌来。

这就是所谓的空巢症候群。其症状表现为抑郁、空虚感、焦虑等心理不适，还有腰酸背痛、头痛、恶心、食欲不振、失眠等生理症状。

实现大目标后，人总免不了有些空虚感，这就是所谓的“燃尽症候群”。许多人退休后也会患上退休后抑郁症。其实，空巢症候群和这两种病非常相似。只是更年期的女性因雌激素水平下降，本就有些身心不适，再加上丈夫带来的压力，她们的情况会更令人担忧。其实，男女双方结婚后，丈夫就会成为妻子的压力源，但妻子一直忙着照顾孩子，察觉不到丈夫带来的压力。可孩子一走，丈夫给的压力就变得明显了。在这种状态下，妻子特别容易患上夫源病。

以45岁的全职主妇——G太太为例，她年轻时在一家大型企业工作，是个典型的女强人，可孩子出生后，她毅然辞去了工作，一门心思忙家务、带孩子。功夫不负有心人，她的独生子最终考上了重点大学，搬去了东京。

儿子搬走后没多久，G太太就出现了各种不适症状。她觉得自己懒洋洋的，白天浑身无力，只能躺在沙发上休息，偶尔爬起来洗个衣服，打扫打扫卫生，连饭都没力气做了。她不知道自己能做什么菜，就算打开菜谱，也没法下刀。光是站在厨房，都会让她头痛恶心。G先生还会不时抱怨："别因为儿子不在了就偷懒啊。"日子久了，他就干脆出去吃了，因为在家也吃不到什么东西。

夫妻俩只要一碰面就吵架，可丈夫若不在家，G太太就连个说话的人都没有了。渐渐地，家庭生活的不美满成了G太太的心病，"好想死啊"成了她的口头禅。

这时，G先生才察觉到了妻子的异样，赶忙带她来我的门诊看病。我一检查，发现G太太已经患上了严重的抑郁症，我为她开了抗抑郁药与安眠药，并建议G先生尽量每天早点回家，帮妻子干些家务。在我和G先生的帮助下，G太太渐渐好了起来，能做一些家务了，也能出门散散心了。

见G太太的情况有所好转，我便向她提了个建议："您不如去找份工作干干吧，就当是复健。"G太太果真去找了份零工。由于她能力突出，上司便将一部分重要的工作交给了她。现在G太太已经是公司的正式员工了。G先生也会尽量早些回家，帮G太太干家务。现在，这对夫妻甚至比年轻时更恩爱了。

像G太太这样做事认真、一心扑在家务与孩子身上的全职主妇最容易患上空巢症候群。为了预防空巢症候群与伴随而来的夫源病，请大家千万不要将孩子当成自己生活的全部，一定得为自己找些其他的精神寄托。

第七章

夫源病的导火索——父母

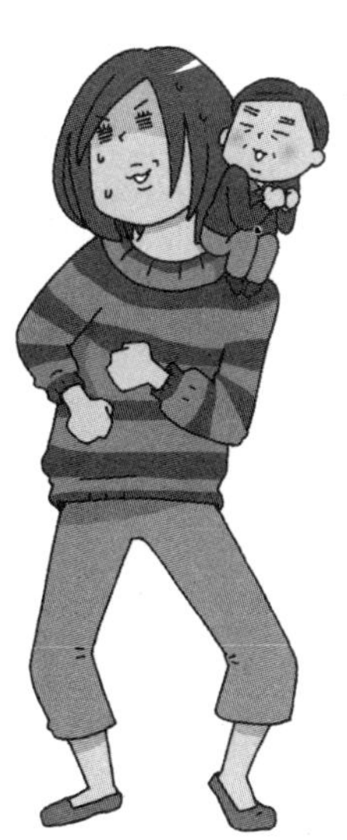

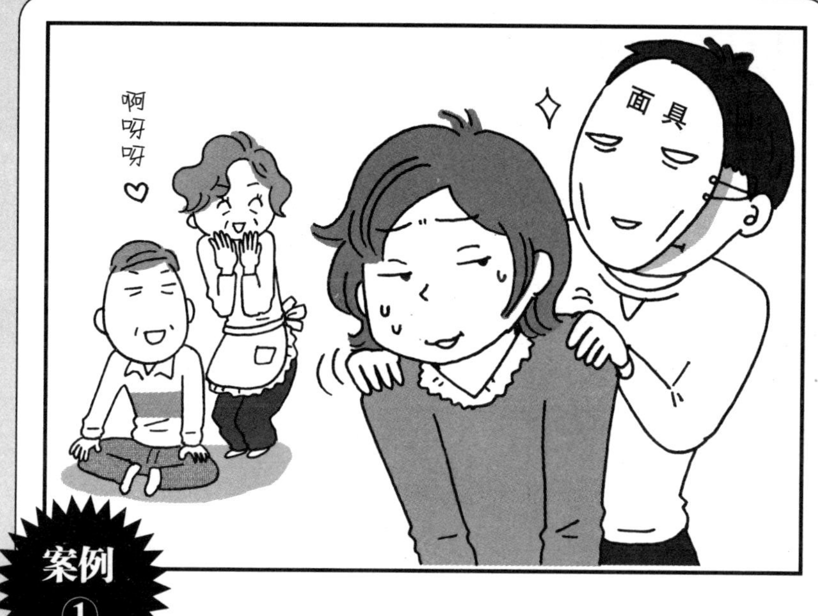

案例①

只在我父母面前卖乖

我老公平时可“大爷”了，我身体不舒服，他都不会干家务的，可他一跟我回娘家，就会装出一副好老公的样子。一会儿说“我来收拾，你歇着吧”，一会儿帮我按摩肩膀。平时都没见他这么殷勤过。我父母倒是很喜欢他，气死我了！

回了娘家，就使劲儿使唤老公

只在老丈人和丈母娘面前卖乖，假装自己是个好丈夫，这样的两面派老公，肯定很让人来气。“只要他有心，他也能干家务的啊，那他平时怎么不干呢……”妻子越想越来气。可自家爹妈并不知道老公平时是什么样的，就算跟他们抱怨也是白搭，他们会说：“别抱怨了，他不是对你挺好的？”碰到这种丈夫，首先不要烦躁。因为就算你对他吼：“别老在我爸妈面前卖乖！”他也不会听。

既然他喜欢在长辈面前卖乖，那就顺水推舟，趁着还在娘家，使劲儿使唤他，一泄平时的积怨，不是正好？

“他只顾自己家的亲戚，对我的亲戚漠不关心”，这也是影响夫妻关系的负面因素。妻子们总觉得，既然两人都结婚了，那么自己的亲人也就是老公的亲人了，他应该多些关心才是。话虽如此，要是丈夫某一天突然对妻子的长辈太过关心，妻子也会烦躁不已。保持恰当的距离，才是避免夫妻矛盾的良方。

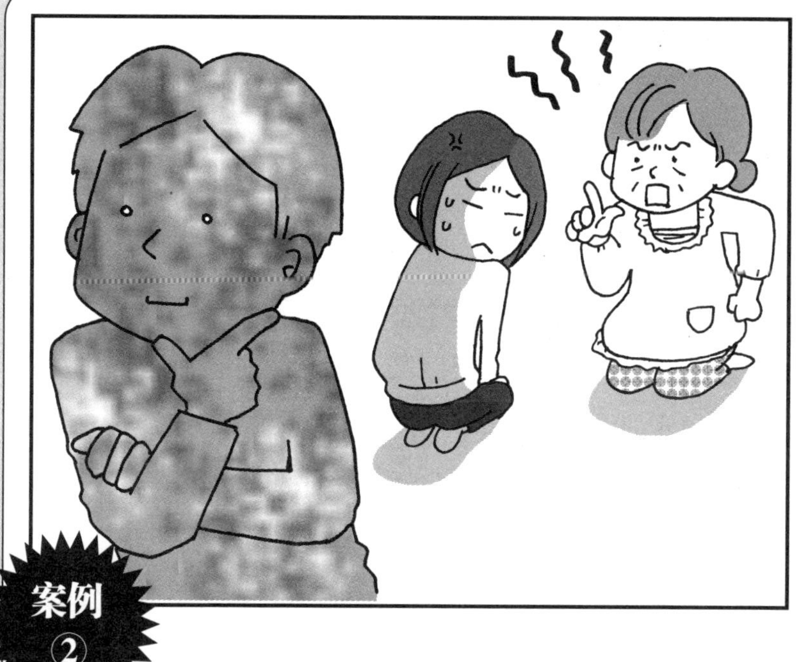

案例②

婆婆絮絮叨叨，他却袖手旁观

我婆婆跟我们住一起。她特别烦人，我怎么干家务要管，我怎么带孩子她也要管，动不动就嘟囔："现在的年轻人就是不中用。"可我老公就知道帮他妈，明明是婆婆不讲理，他却从来不管。要是他能说一句"这是我们夫妻俩的私事"，我就不会那么来气了。

丈夫就该把妻子放在第一位

婚后，丈夫就该把妻子放在第一位。如果与父母住在一起，就更得拿捏好其中的分寸了。要是妻子和婆婆有了冲突，丈夫就应该介入调停，息事宁人。丈夫们要想到，母亲一般都会比妻子走得早，陪自己走完人生路的一定是妻子，所以在出现婆媳矛盾的时候不能一味地站在自己母亲这边，而忽略妻子的感受。无奈想明白这点的人寥寥无几。

要是丈夫不帮妻子说话，妻子的怒火就会从婆婆转移到不帮她说话的丈夫上。她们越想越窝火：“你就知道帮你妈。你都不敢跟你妈顶嘴。”丈夫对待婆媳矛盾的态度，比婆婆的冷言冷语更气人。长此以往，妻子就很容易患上夫源病。

“我妈做的菜更好吃”是最让妻子火冒三丈的话之一。为什么呢？因为丈夫在拿妻子跟母亲作对比。也许说这话的丈夫并没有多想，可妻子听到这话，该有多伤心啊！其实，在妻子跟婆婆闹矛盾时，丈夫只要能耐心地听妻子抱怨两句，也能有效缓解妻子的压力。

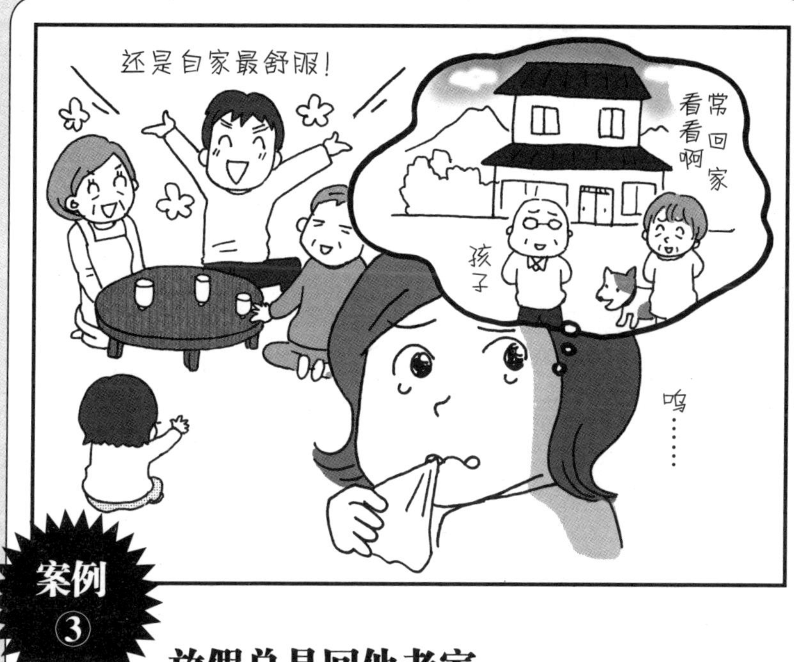

案例③

放假总是回他老家

只要临近长假，我就会特别郁闷。盂兰盆节[1]、过年……只要放长假，我就得跟着老公回他老家去。他倒是乐在其中，可我总得顾忌着公婆和小姑子吧。我也想回娘家看看，可根本没时间去。

[1] 由隋唐时期的中国传入日本的节目，每到这一节日，企业、公司一般都会放假一周左右，人们纷纷赶回故乡团聚。

就当这是和公婆分开住的代价

对大多数妻子而言，丈夫的老家是个让人非常憋屈的地方。公婆不好相处自不用说，就算公婆热情款待，当小辈的也得处处小心，终究不如在娘家那般自在。有些人甚至一到长假，就会条件反射般地出现头痛、胃痛等症状。

但请大家站在公婆的角度想想，他们也想见见自己的儿子、媳妇和孙子呀！平时和长辈分开住，已经免去了不少麻烦，那逢年过节的就咬咬牙忍一忍吧，长假总有结束的一天。等您回了自己家，身体自然会恢复原样，所以您大可放宽心。

如果您在丈夫的老家待不下去，实在想回娘家看看，那就找个借口（比如“有推不掉的要紧事”），撂下老公和孩子先走吧。

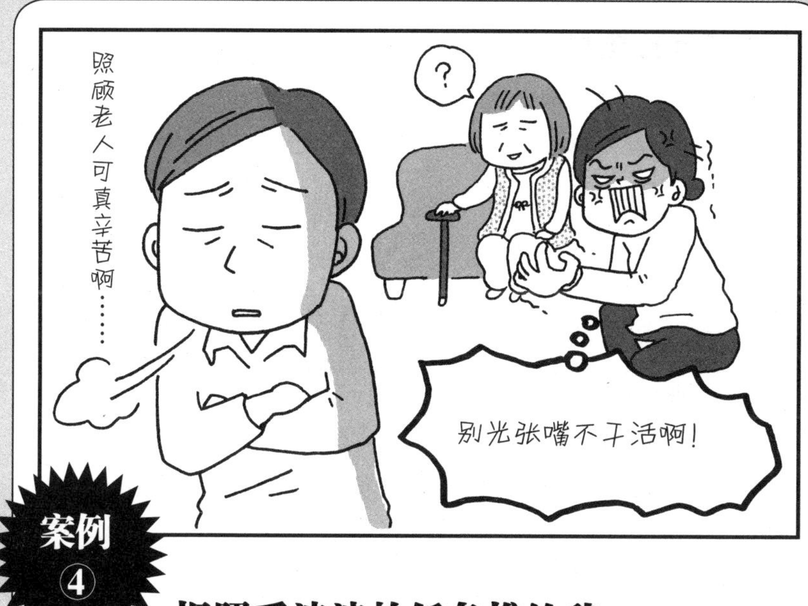

案例④

把照看婆婆的任务推给我

我老公认为照顾公婆就是长媳的工作，让我一个人照顾婆婆。我不光要干家务，出门上班，还要照看老人，简直要累死了。他倒好，两手一摊什么都不管，还逢人就说："照顾老人好辛苦啊……"，就好像他出了什么力似的，气死我了。

妻子兴许得照料5位老人

对中老年夫妻而言，如何照顾年迈的父母是个非常严峻的问题。团块世代的人大多认为："我不能给儿子媳妇添麻烦，还是找个养老院吧。"可他们的父辈则坚信："儿媳就该照顾公婆。""要是我生病了，就让女儿来照顾我。"丈夫们也觉得："要是我病倒了，我老婆一定会照顾我的。"

如果夫妻双方都是独生子女，那妻子的一生兴许得照料5位老人：自己的父母、丈夫的父母，还有自己的丈夫。有些人想把亲人送去养老院，或是请护工来照顾，可周围人总是大加反对，认为别人知道了会说闲话的。

然而，照顾亲人是一项重体力劳动，会给人的身心造成巨大的负担。有许多人为了照顾老人，不得不辞去自己的工作，还有人因不能忍受照顾老人的压力而患上了抑郁症。在我看来，将老人送进养老院，或是请护工等专业人员来照顾，才是真正两全其美的办法。要是您因照顾老人而疲惫不堪，可千万不能太过勉强自己。如果您的丈夫不理解您的辛酸，就找您的兄弟姐妹或其他亲戚商量一下吧。

最好与公婆保持适当的距离

如今，家庭的规模越来越小了，只有20%的夫妻还与父母一起住。因此，许多妻子都不用看公婆的脸色度日。然而，如何和丈夫的亲戚打交道，终究是一桩让人头疼的麻烦事。

逢年过节跟着丈夫回老家的这段时间，正是婆媳最容易起冲突的时候。公婆与亲戚的冷言冷语让人心寒，他们对生活的横加干涉也会让当媳妇的烦躁不已。

最近甚至冒出了“回老家抑郁症”这个新词。由此可见，对妻子而言，跟着丈夫回老家是一种莫大的压力。

照理说，丈夫应该发挥出润滑油的作用，协调好父母与妻子的关系。可许多丈夫摆出一副“多一事不如少一事”的态度，或是一味帮爹妈说话，让妻子吃哑巴亏，搞得妻子倍感烦躁。还有些丈夫只顾自家父母，对丈人和丈母娘极不上心，惹得妻子义愤填膺。

在我看来，避免这类矛盾的最佳方法，就是和公婆保持适当的距离。平时敬而远之，逢年过节就忍让一下，至少要做好表面功夫，让公婆对您无可指摘。每户人家都有独特的家规，既然跟着丈夫回了老家，就得本着入乡随俗的精神，照着丈夫家的规矩办。

不过，要是您平时就跟公婆住在一起，那就是另一码事了。这种情况下，妻子要承受的压力会重得多。公婆都上了年纪，有些生活习惯和观念和您可能不在一个轨道上，这时如果您指责丈夫的父母，就容易触怒丈夫，引起不必要的争吵。所以对公婆的坏话还是少说为妙，免得引起是非。

要治好夫源病，改善夫妻之间的关系是关键，因为丈夫才是妻子最大的压力源。光是搞定丈夫这一个人，就得耗费莫大的精力。要是再加上公婆，谁受得了啊？

要是公婆实在让您烦闷不堪，那您不妨尝试一下我在下一章中介绍的压力管理法，定期发泄一下。

最好将照看父母的工作交给专业护工

如何照料年迈的父母是我们每一个人都无法避免的问题。

由谁来照顾父母？要是父母中的一方先走一步，就任由剩下的那个孤零零地过日子吗？……要解决的问题实在太多了。近年来，有不少老年人心里想着不要给孩子添麻烦，**可真到了那时候，还是希望由自己儿媳来照顾。**

一项有关老年人看护问题的意识调查显示，在50岁以上的女性中，有64.9%的人有过看护老年人的经验（男性为49.3%）。那她们照顾的人是谁呢？排名第一的是自己的父母（72.2%），其次则是配偶的父母，其比例高达63.7%（照顾过配偶父母的男性仅为32.8%）。由此可见，女性不仅要照顾自己的父母，还得照顾着公婆。

您有没有过看护老年人的经历？

无论男女，比例最高的都是照顾“自己的父母”，但在照顾“配偶的父母”一项中，女性要比男性高出近31个百分点。

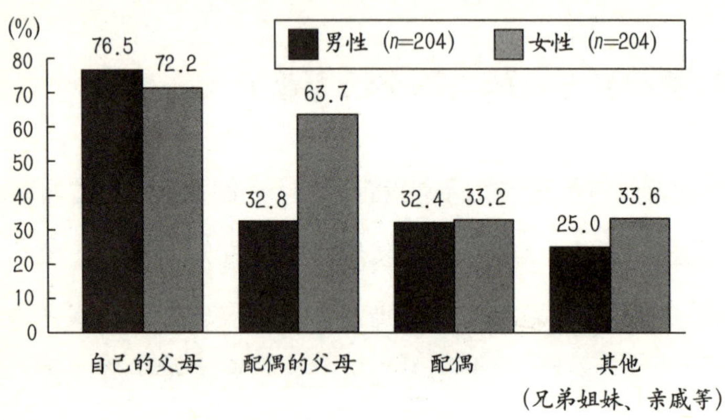

然而，照顾年迈的家人，是一项会给人的身心造成巨大负担的工作。没完没了的琐事，会让人身心俱疲，陷入抑郁状态。因看护老人患上看护抑郁症的人数与日俱增。某研究小组的调查报告显示，每4个照顾老人的人中，就有1个患上了抑郁症。

为了照顾家中的老人，不少人无奈地辞去了工作。为了照顾住在远方的老人，当小辈的不得不一趟趟往老家跑，夫妻俩总也见不到面。日子久了，夫妻感情也会出现问题。

给大家举个例子，全职主妇I太太今年53岁，她照顾患有老年痴呆症的公公整整3年。公公一到晚上就亢奋不已，还会溜出家门到处乱跑，搞得I太太都没法睡个安稳觉。繁重的看护工作让她患上了严重的抑郁症。她好几次向丈夫提出："我受不了了！"可I先生不愿帮她排忧解难，还说道："我不能把爸送去养老院啊，那样太不孝了，街坊邻居也会说闲话的。"

我向I先生提了个建议："您不妨跟您太太换一下，由您来照顾您的父亲，只要一个星期就行。"如此一来，I太太也才有时间住院疗养。一个星期后，I先生痛下决心，将父亲送进了养老院。"我做梦也没想到，照顾老年痴呆症的病人居然这么辛苦。我真是太对不起她了。"他说。照顾老人的辛苦，只有经历过的人才懂。如此艰巨的任务，又岂能由妻子独自完成呢?

我个人认为，照料年迈的父母，最好不要自己来，还是请专业人员为好。

如果老人家想继续住自己家，那就可以请护工，或是去日间托老所。要是住在自己家实在不方便，也可以选择收费制养老院或是针对老年痴呆症患者的集体宿舍。

我的母亲就住在我家附近的一家收费制养老院里。我上班前要是有空，就会去养老院看看她。当然，每天我能停留的时间不过5～10分钟而已，最多是打个招呼，问问她身体怎么样。可这短短的几分钟也不容小觑。见到母亲，我就能放心不少，她也会开心一点。

也许有很多读者还没有危机感，认为自己的爸妈还很硬朗。可许多老人都是在自家突然病倒的，或是在出门的时候莫名其妙发了病。到时候，等待着你的就是无尽的复健与老人出院后的种种琐事了。所以我建议大家，趁老人家的身体还健康的时候，与丈夫的亲戚一起商量一下以后要如何照顾老人以及谁来负担这些费用。照顾老人的费用不一定非得由小辈扛下来，我们也可以充分运用父母的养老资金与资产。

除了长辈，女性朋友们可能还得照顾自己的丈夫。一般情况下，人到了75～80岁就需要照顾了。可妻子会和丈夫一同老去，如果真让妻子照顾丈夫，那就成了老人照顾老人了。老年人的体力与精力都非常有限，再让她去照顾另一个老人，比让中年人照顾年迈的父母更残忍。

照顾亲人（尤其是丈夫）时，还有一个格外需要注意的问题，那就是照顾者与被照顾者之间的关系会急剧恶化。**被妻子照顾着的丈夫会变得特别任性，再加上无法自由活动所带来的烦躁，他们便很容易把气撒在妻子身上，给妻子造成莫大的压力。**有些人因为受不了照顾病人的重压，会开始对病人施暴，以缓解心头的压力。

综上所述，照顾亲人会带来种种难题，遇到这种情况，还是请专家出马为好。

第八章

立竿见影的夫源病治疗法

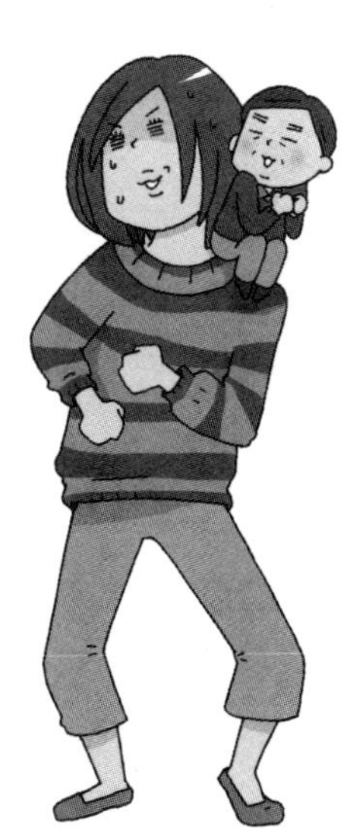

提要求时告诉他：你要是这么做，我就会很开心

如前所述，妻子们之所以患上夫源病，都怪丈夫们不会说话，搞得妻子们压力很大，郁郁寡欢，甚至出现了疑似更年期综合征的症状。**夫源病的症状虽然能用药物缓解，但要是不斩草除根，缓解丈夫带来的压力，我们就无法根治夫源病。**

要是妻子患上了夫源病，那么当务之急就是重建夫妻之间的关系，移除让妻子出现身心不适的重压。这才是治疗夫源病的关键。

我将在本章中重点介绍一些立竿见影的夫源病治疗法。其实我开出的处方也是构筑和谐夫妻关系、预防夫源病的“预防针”。希望那些经常对丈夫来气的夫源病预备军们也能多多参考，多多借鉴。

首先，我们必须搞清自己的夫源病到底有多严重。“看他动筷子都烦”“不想跟他呼吸同一个房间的空气”——如果您已经到了这个地步，那就得立刻接受治疗了。因为这种

状态几乎和抑郁症差不多了。请有这种症状的读者立刻前往专科咨询。

人一旦陷入抑郁状态，大脑的能量源——血清胺的分泌量就会减少。在这种情况下，人就宽容不起来。所谓宽容，就是原谅他人，能对鸡毛蒜皮的小事睁一只眼闭一只眼。要是您已经不想多看丈夫一眼，无法宽容地接纳他，那就意味着您已经陷入了抑郁状态。要是症状没有那么严重，可以在日常生活中尝试一下我开出的处方，重新构筑您和丈夫的和谐关系。

其实我们可以将对丈夫的烦躁大致分成两种。一种是源自两性思维模式不同的烦躁，另一种则是希望丈夫能反省一下，改变自己的言行。要平复前一种烦躁，最好的方法莫过于告诉自己："男人就是这样的，没办法"。不要对他们抱有太高的期望；至于后者，则要将自己的怨气说出来，明确要求丈夫改正。

要改变丈夫的言行举止，关键在于巧妙表达出自己的要求。如果您的丈夫总是把东西到处乱丢，不放回原来的地方，那你就不能老说："你干吗不收好啊？给你收拾烂摊子的人是我，你怎么不替我想想啊？"，真这么说了，丈夫肯定会反驳道："我正准备收拾嘛！你好烦啊！"

我们可以换一种说法。比如，"我知道你忙了一天很累了，不过你要是能把东西放回原处，我会很开心的”。**要表现出对他的体贴，别一味指责，应该让他知道这么做能锦上添花。**如此一来，丈夫就会产生“我做了件大好事”的感觉，心甘情愿地照妻子说的办。

吵一架，比激素与抗抑郁药物更管用

男性的更年期综合征一般需要半年至两年时间来治疗。但女性的夫源病一般能在三个月内有显著好转。

治疗夫源病的第一阶段，就是倾诉。我会让女性患者好好发泄一下对丈夫的不满。只要让她们说个痛快，八成患者的症状就会有显著的改善。其实不少夫源病患者是非常自责的："我越来越讨厌老公了，总觉得自己这样很不好……"可是请大家换个角度想想：就算您再爱丈夫，一起过了这么久，多少总会有怨言，所以大家不必为此内疚自责。

世上没有100%理想的梦中情人，无论是孩子、父母还是兄弟姐妹，都是八成烦人，两成可爱。其实，有那么两成可爱就够了。

丈夫也不例外，**"虽然他有很多缺点，但我还能忍"——能这么想就够了**。妻子们之所以患上夫源病，并不是因为丈夫有太多惹人烦的地方，而是因为妻子们一味隐忍，没有把对丈夫的意见说出口。

治疗夫源病的第二阶段，就是让夫妻俩一同来医院，将心中的不满发泄出来。当然，他们会在诊疗室里吵起来，这时我不会去劝架，而是在一旁看着。在诊疗室里多吵了几次后，病人就能在家里吵起来了。吵架能加深对彼此的理解——其实，吵架比激素与抗抑郁药更有用。所以，夫妻双方的症状都会有所减轻。

综上所述，我要向大家隆重推荐“小吵架”治疗法。要是丈夫的言行让您窝火，您可千万别憋在心里，看他哪里不顺眼就应该直截了当说出来。听到妻子的抱怨，丈夫也会大加反驳，发泄对妻子的不满。一来一去，夫妻俩就会吵起来。

也许有读者会说：“我跟我老公本就天天吵架啊。”其实，真有胆量跟丈夫说实话的妻子是不会得夫源病的。**打碎牙齿和血吞、一味隐忍的妻子才最危险。**

其实吵架是一种正常的沟通手段（不过大家可千万别动手哦）。要是害怕和伴侣吵起来，选择沉默，就无法与对方沟通了。夫妻俩明明住在一起，却不知道对方在想什么。久而久之，伴侣就会变得跟外星人一样陌生，妻子也会愈发讨厌丈夫。不让小问题演变成大问题，有什么不爽就直截了当说出来——构筑起这样的夫妻关系，才是“小吵架”治疗法的目的所在。有一项针对192对夫妻在对待不当攻击时的表现和他们寿命的关系的研究显示，过度忍耐愤怒会增大早逝的概率。该项研究的分组与结论如下。

“小吵架”帮您延年益寿

感觉到自己受到“不当攻击”时

- **夫妻双方都表现出愤怒的群组**
- **夫妻双方都隐忍的群组**
- **只有妻子忍耐的群组**
- **只有丈夫忍耐的群组**

在比较了4组样本的生存率后，研究者得出**“忍耐愤怒的人的早逝概率是会发作的人的2倍”**的结论。

女人很容易把怒火攒起来，等哪天怒气爆发了，再跟丈夫算总账——“上次也是……那天也是……你这人就是……”如此这般。但这种做法不利于压力的排解，无论丈夫说什么，都争不过歇斯底里的妻子，于是他们就干脆闭嘴了事。“小吵架”治疗法的诀窍，在于要在心里冒火的那一刻立即开口。

就算妻子无法通过“小吵架”改正丈夫的缺点，说真话这个过程本就有助于舒缓压力。密歇根大学的调查结果显示，经常吵架的夫妻比不太吵架的夫妻更长寿。如果夫妻俩能跟拳击手一样，你来一“拳”，我补一“掌”，家里的气氛就不会那么紧张了。

“小分居”有助于打造恰到好处的距离感

要是丈夫总在吵架时沉默不语，或是妻子对丈夫的厌恶已然到了不想见到他的地步，那就意味着夫源病的症状已经相当严重了。事已至此，唯一的办法就是和丈夫保持距离。然而，要是丈夫退休在家，妻子就很难独自外出。

遇到这种情况，我只能采取非常手段——短期住院。就是让病人去专门治疗抑郁症与焦虑症的医院住几天。当然，我必须让丈夫在妻子住院期间意识到他才是妻子的压力源，并让他好好反省自己平时的言行举止。其实只要跟丈夫分开几天，不少妻子的病情就会稳定下来。

无奈有时间住院的人并不多。那我再给大家介绍一帖猛药吧——“小分居”。说白了就是妻子出门走走，让双方冷静下来。不过这也算是一种比较极端的疗法，使用时必须拿捏好分寸。

【要点①】从晚上出门开始

有些丈夫认定妻子就该照顾丈夫的饮食起居。我们很难说服他们同意妻子离家生活。妻子傍晚不在家，他们就会大吵大闹，要是妻子连着好几天都不在家，他们岂不是要闹翻天了吗？所以妻子们可以从聚餐等夜间活动开始。等丈夫习惯了，再离家过一夜，或是去远方旅游几天。总而言之，一定要循序渐进。

【要点②】一口咬定“这是医生的命令”

要是丈夫大加反对，或是问起分居的原因，妻子大可一口咬定“这是医生的命令”。只要告诉他，“医生说了，要治好我的病，就得让我独处一段时间”，大多数丈夫就没话说了。我们甚至可以跟医生商量一下，让医生帮着演一出戏，效果就更好了。

【要点③】别管老公，一走了之

“我走了，老公可怎么办啊……”也许有人会有这样那样的担心。起初，妻子会做好饭菜再出门，但我建议大家习惯之后，还是一走了之，什么都别准备为好。这也是锻炼丈夫自理能力的好机会。次数多了，丈夫就不会那么依赖妻子了，所以此举对丈夫也非常有利。

【要点④】出门后不打电话不发短信

“小分居”的目的就是给妻子一个离丈夫远一点儿的机会，所以出门后就别给丈夫打电话、发短信了。出门时，要畅享没有丈夫打扰的时间，等回家了再安抚丈夫就是了。别忘了笑着感谢丈夫“谢谢你帮我看家”。夫妻俩也可以汇报一下对方不在的时候发生了什么趣事。

【要点⑤】亮出最后手段

要让“小分居”发挥出应有的作用，关键就在于“强硬”二字。就算丈夫不情愿，妻子也一定要走出家门。要是丈夫态度强硬，还提各种无理要求，那就亮出最后手段（真的分居或离婚）吓唬吓唬他吧。不过最后手段是一把双刃剑，一个不小心，就会让夫妻俩彻底决裂。要用这招，就得做好充分的思想准备。

“小分居”后，夫妻双方的心境与夫妻之间的关系会有怎样的变化呢？某杂志在2012年进行的一项读者问卷调查中提出了这样一个问题：不带丈夫出去旅游几天后，您与丈夫的关系和以往有何不同？

撂下丈夫出门旅游之后，有了这么多惊人的变化！

- **心情轻松多了，能对丈夫睁一只眼闭一只眼了。**
- **回他老家时不用吃头痛药和安眠药了。**
- **出门旅行前，我向丈夫提出了离婚的要求。他察觉到我没在开玩笑，便说："好吧。我会改的。"没想到他真的改了，连孩子们都很惊讶。**
- **丈夫开始对我说"谢谢"了。**
- **我让他试着带了几天孩子，于是我们就有了共同话题，他也开始理解全职主妇的辛酸。**

很多人并不是抱着治疗夫源病的目的出门旅行的，所以回答"没有变化"的受访者比较多。但我仔细研究了回答"有改变"的受访者给出的详细回答，发现许多夫妻的关系都在妻子出门旅游后有所好转。比如，"我能对丈夫睁一只眼闭一只眼了""我们又有话说了"等。

"小分居"有助于让夫妻双方保持恰当的距离。有了距离，双方便能冷静下来，丈夫的心境也会有所改观。他们会意识到妻子是多么不容易，或是察觉到"老婆不在，日子还挺自在的嘛"。于是丈夫对待妻子的态度也会与以往有所不同。

“小分居”的目的，是重建夫妻关系。我们能通过“小分居”学习与伴侣保持恰当关系的方法。既然是练习，就要反复尝试。希望各位丈夫能尽快习惯妻子不在的日子，也希望大家能打造出让夫妻双方都舒适自在的、有距离感的夫妻关系。

去卡拉OK发泄一下，在电影院痛哭一场，在脑子里肆意妄想

要是一味隐忍，总有一天会忍无可忍。为了防止夫源病不断恶化，愤怒与不满还是尽早发泄掉为好。

■ 大声喊叫

放开嗓子喊一喊，心情就不会那么烦躁了。话虽如此，住在海边的人毕竟是少数。那怎么办呢？给大家推荐一个好地方——卡拉OK的包厢。大家可以点一首最符合自己心境的曲子，纵情歌唱一番，用麦克风狠狠发泄一下对丈夫的不满。如此一来，心情定会舒畅许多。

■ 哭

我们可以利用催泪的电影、电视剧、小说或音乐，痛痛快快哭一场。压力会随泪水流走，哭过之后，整个人都会神清气爽。平时越是隐忍的人，就越是适合这一招。

■ 抱怨

找位能说心里话的好朋友，把事情的来龙去脉，还有您对丈夫的不满一吐为快。如果那位朋友善于倾听，那就会事半功倍。可以跟朋友煲电话粥，也可以直接约出来谈，关键是一定要说出来。实在没空的话，就发短信、发微博宣泄吧。

■ 找个东西撒气

我们不能向人和动物撒气，可用东西撒气就没问题了。可以找个布娃娃打两拳，或是去击球中心打打球，去拳击馆打打沙袋。这都是缓解压力的好办法。

■ 想象非常过激的画面

勒住丈夫的脖子，用花瓶砸丈夫的头，将滚烫的开水浇在丈夫背上……我们可以在脑中想象这些画面。反正只是想象而已，又不是真的动手，再怎么过激都不要紧。

■ 搞个小秘密藏在心里

搞婚外恋、借高利贷这种会彻底摧毁家庭生活的秘密自然要不得，但瞒着丈夫买个有点小贵的东西，吃一顿奢侈的午餐还是可以接受的。“真对不起他呀……”有了这份自责，妻子也会对丈夫更温柔一些了。

■ 自主神经训练法

我经常指导病人用这种方法缓解压力。此法与冥想有着异曲同工之妙，有助于调整人的自主神经，帮助人们放松下来，每次只要几分钟就行。当您觉得心烦意乱，郁郁寡欢，紧张不已时，大可尝试一番。

有助于放松身心的自主神经训练法

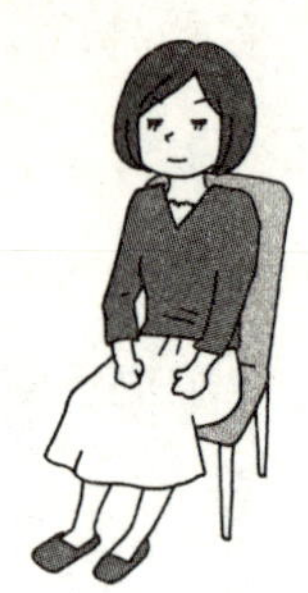

这是一种用双臂进行的重感练习与温感练习。练习时，请大家仰卧在床，或是将身体靠在椅背上。每日4次，早、午、晚、睡前各1次。每次2～3分钟，在安静的环境下进行。

1. 调整姿势，闭上双眼。

2. 在心中默念：我的心情很平静。

3. 在心中默念：右手好重。

4. 在心中默念：我的心情很平静。

5. 在心中默念：左手好重。

6. 在心中默念：我的心情很平静。

7. 在心中默念：双手好重。

8. 在心中默念：我的心情很平静。

9. 在心中默念：右手好暖和。

10. 在心中默念：我的心情很平静。

11. 在心中默念：左手好暖和。

12. 在心中默念：我的心情很平静。

13. 在心中默念：双手好暖和。

14. 在心中默念：我的心情很平静。

15. 在心中默念：我的双手很重，很暖和。

（以下为消除动作，即让身体从放松、催眠状态中觉醒过来的动作）

16. 双手握拳，时而张开，时而握紧。

17. 弯曲双臂，再将手臂伸直，反复多次。

18. 最后伸懒腰，睁开双眼。

离婚是治疗夫源病的绝招，但在下定决心之前……

如果您尝试过“小吵架”与“小分居”，丈夫却没有丝毫改变，而您又忍无可忍了，那您的下一个选择便是离婚了。夫源病是丈夫带来的压力造成的身心不适，只要和丈夫分道扬镳，各种不适自会好转。然而，在下定决心离婚之前，我们必须注意以下几点。

①不要在抑郁状态下做出重要的决定

在男性更年期门诊的患者中，有将近20%的人在初诊时表示“我想辞职”。我会想方设法劝住他们，让他们将辞职信交给我保管一段时间。他们总会列举辞职的种种原因，比如“工作太无聊了”“烦透了公司的人际关系”等。但这种病人都处于抑郁状态，他们大脑的能量源——血清胺变少了，所以他们容易疲劳，无法集中注意力，想问题也很容易钻牛角尖。这些人在接受了几个月的治疗后，抑郁症状一般都会有明显的改善，想辞职的念头也会烟消云散。

患上夫源病的妻子总觉得只有离婚这条路可走，但她们的状态和得了抑郁症的男人很像。只要摆脱抑郁状态，人自然能冷静下来，所以请大家将治疗放在第一位，等状态好些了再作打算。

②试过所有方法后再做判断

夫源病的病因虽是丈夫，但让丈夫变成压力源的妻子也有问题。要是掌握不好处理压力的方法，以及与丈夫构筑良好夫妻关系的方法，即便换个人再婚，恐怕还是会得夫源病。为了不犯相同的错误，请大家在离婚前把本书介绍的方法都尝试一遍吧。

③深思熟虑，算一算自己的收入够不够过日子

就算离婚能治好夫源病，可一个人要是没有足够的收入，就没法过日子。从这个角度看，离婚对女方的杀伤力更大。如果您真的铁了心要离婚，那就请您先算一笔账，看看自己能不能赚够每月的生活费。

如果您做到了以上三点，还是觉得“只有离婚才能救我于水火”，那离婚也不失为一个合理的选择。**不少女性朋友的夫源病在与丈夫和平分手后不治而愈，从这个角度看，我**

们也不能一口咬定离婚就一定是下下策。

我也有不少患者尝试过“小分居”与长期分居，最后还是选择了离婚。他们觉得这样才是“大团圆”结局，两人现在的关系反而比离婚前更和睦了。毕竟一日夫妻百日恩，就算要离婚，也不能伤透对方的心。

中老年夫妇如何预防夫源病

最后，我要给各位丈夫提个建议。各位男性读者肯定憋了一肚子的气吧？——“你这书够狠的啊！”“我老婆是远近闻名的悍妻，我都得了‘妻源病’了！”可是，本书中收录的都是妻子们的真心话。

请大家先自我反省一下：您的一举一动，是不是让妻子压力很大呢？要是不趁早“改过自新”，等您退休了，妻子可能会立马“休”了您。

我在前文中介绍过一些治疗夫源病的关键，比如丈夫要将妻子看成与自己平起平坐的个人，以及夫妻俩要多多沟通。

什么叫将妻子看成与自己平起平坐的个人呢？说白了就是不对妻子发号施令，或是不把妻子当老妈子使唤，事事依赖。在外打拼固然辛苦，可家务活也不是那么好干的。当丈夫的必须告诫自己，妻子也有妻子的想法，夫妻俩必须相互尊重。所以丈夫们不能一门心思忙工作，也得花一些时间陪伴家人，干些家务。妻子也不能成天闷在家里，最好找份工作干干。如此一来，夫妻俩就能体会对方的难处了。

至于如何增进夫妻之间的沟通，其实可以从向妻子说“谢谢”和“对不起”做起。男同胞们，请千万不要害羞，妻子的生日和结婚纪念日一定要送点小礼物，哪怕是一小束鲜花也成。妻子换了发型，或是戴了新的小饰品，也要主动夸两句，这也是防止中老年离婚的重要方法。当然，大家也可以偶尔“小吵架”一下，增进夫妻间的交流。

再给大家透露一个好法子吧——丈夫们可以尝试着做午饭。丈夫退休后能不能把做午饭的任务扛下来，直接决定了两人晚年生活的幸福程度。如果男人在刚退休的2～3年时间里总是无所事事，就很容易患上退休抑郁症。而妻子还得为这样的丈夫准备午饭，烦上加烦，就会患上午饭抑郁症。要是退休后的丈夫能主动帮忙做午饭，就能防止夫妻俩成天郁郁寡欢了。

话虽如此，要是让男同胞们一上来就挑战特别精致的菜肴，他们恐怕会碰一鼻子灰，失去积极性。还是从学做一些简单方便的小菜开始吧。

男人退休后只有两条路可走：**要么继续成天不着家，要么就老老实实跟着老婆走**。所谓成天不着家，就是继续工作，实在没法工作，就拓展一下自己的兴趣爱好和交友圈子，尽量别待在家里。所谓跟着老婆走，就是她玩什么，您就玩什么。

不过，如果您决定老老实实跟着老婆走，就要先琢磨清楚她的想法。众所周知，男人和女人的思维模式截然不同。以旅行为例，男人喜欢“踩点”，去完一个地方就想往下一个地方赶；可女人喜欢走走弯路，碰到喜欢的地方就会停留很久。要是不能理解妻子的思维模式，就算跟着妻子去旅游，也是会被妻子嫌弃的。

将自己从“夫妻俩必须恩恩爱爱，举案齐眉”这种固有观念中解放出来，是预防夫源病的捷径。心不甘情不愿地扮演完美夫妻，很可能把自己逼上梁山。中老年夫妻最好将伴侣视作亲密的室友，该提意见的时候提意见，该相亲相爱的时候就相亲相爱，这才是中老年夫妻相处的最佳模式。

后　　记

我在2001年春天开设了男性更年期门诊。10多年过去了，我接待了600多名男女患者。当然，我原先的治疗对象并不是患有夫源病的女病人，而是出现了各种身心不适的中老年男性。

实不相瞒，我之所以开设这家门诊，是因为有人拜托我开一家能开伟哥的诊所。起初来看病的的确以患有勃起功能障碍的中老年男性病人居多，但日子久了，有头痛、头晕、失眠、焦虑、抑郁症状的病人也纷纷前来。

时至今日，九成以上的门诊患者都是患有抑郁症或焦虑症的病人。如前所述，我不仅会用抗抑郁药等药物进行治疗，更会对病人及其伴侣进行心理治疗。治疗的效果之好，连我自己都颇为惊讶。

针对夫妻双方进行的心理咨询，不仅能让男性患者的病情大为好转，更能让患者的妻子卸下心头的重担。患上了抑郁症的丈夫固然痛苦，可每天都要照顾病人的妻子也很不容易。要是夫妻俩都得了抑郁症，这日子就没法过了。所以我才会在治疗男性病人的同时开导病人的妻子。

会得抑郁症的男人大多认真负责，但把这种性格带回家里，就会给妻子造成莫大的压力。丈夫的一举手一投足，都有可能成为压垮妻子的最后一根稻草。

要根治病人的抑郁症，光靠药物是不够的，我们必须修正病人的生活模式。丈夫患上抑郁症之后，就不得不改变自己的生活态度了，妻子的压力也会自然而然地小一些。对夫妻双方来说，这也是种因祸得福。有时，只要我治好丈夫，妻子的老毛病也会不治自愈。

我在日常工作中接触了不少病例，便在2011年11月22日[1]出版了《夫源病——是谁把我整成这样的》一书。在男同胞们看来，这本书定是给他们添了不少麻烦，但有许多中老年女性读者纷纷表示："写得太对了！简直写出了我的心声！"电视、杂志等媒体也对夫源病进行了报道。

---

[1] 译者注：1122在日语中的谐音为"好夫妻"，所以这天就成了日本的"好夫妻节"。

有一次，某综艺节目做了一期夫源病特辑，结果节目还没放完，观众们的电子邮件和传真就杀到了电视台，反响极其热烈。这也让我痛感："为夫源病所苦的妻子真的好多！"

不久后，牧野出版社发行的月刊杂志《YUHOBIKA》对我进行了采访，还对全国各地的妻子们进行了一次问卷调查。调查结果让我大跌眼镜。

虽说会去参加问卷调查的可能都是心怀不满的人，可大多数妻子都对丈夫心怀不满这一事实还是让我震惊。后来，我又往问卷里加了一个特别极端的问题（您是不是盼着丈夫早点死），挖出了妻子们的真心话。

我具体总结了夫源病的表现与对策，并将缓解夫妻生活压力的诀窍写进了这本书中。这本书里也有不少让男同胞们听着刺耳的话，但是忠言逆耳利于行，希望大家能耐心看下去，打造更美满幸福的夫妻生活。

不过，女性朋友们也别拿这本书当尚方宝剑用，这样只会适得其反。大家可以私下看，牢记书中的内容，用本书介绍的方法对待您的丈夫。

夫妻生活总是有高潮也有低谷。结婚的时候，谁不是认准了现在的枕边人就是自己的"真命天子"或"真命天女"？但时间一久，无论是丈夫还是妻子，都会对伴侣产生种种不满。

我认为，睁一只眼闭一只眼与保持适当的距离感才是让夫妻生活更幸福美满的诀窍。除了那些对伴侣忍无可忍的人，其他读者大可耐着性子，尝试一下本书介绍的种种方法。如此一来，您的夫源病定会有所好转。

石藏文信

2012年12月

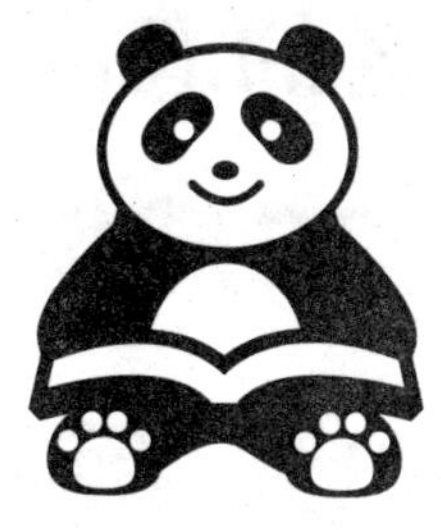

读客®家庭健康必备书

负责任地将“**实用**”“**有效**”“**安全**”的健康知识递到您的手中

什么是“读客家庭健康必备书”？

“读客家庭健康必备书”是读客图书为中国千百万家庭精心打造的保健类优质图书品牌。这个品牌的每一本书、每一个作者，读客都精挑细选，优中选优，只为负责任地将“实用”“有效”“安全”的健康知识递到您的手中。

请记住“读客家庭健康必备书”的3个特点：

1. **实用**：速查速用，方便实惠。
2. **有效**：内容的有效性均受专家审核认定。
3. **安全**：作者医师证向社会公开，受社会监督。

掌握健康知识，呵护全家健康，就读“读客家庭健康必备书”！